統合失調症治療
イラストレイテッド

著

渡邉　博幸

星和書店

Schizophrenia Treatment Illustrated

by

Hiroyuki WATANABE, M.D.,Ph.D.

は じ め に

　この本では，統合失調症の治療に関して，私たちは当事者やその家族へどのように情報を伝え，共有していけばよいのかということを考えていきたいと思います。

　この企画を最初に提案したのは，千葉大学精神医学教室の若手の精神科医の先生方でした。私はこの10年間ほど主に統合失調症の薬物療法に関して，千葉大精神科の研修医の先生方や若い先生方と一緒に，クルズスというグループでカンファレンスや講義を続けてきました。そこで，先生方から，内容を記録に取っておいてほしいという話が出ました。

　そうしたことから，星和書店の石澤社長に千葉大学までお越しいただいた折，若手の先生方から思いがけない発案があって，この企画が始まった次第です。本当に感謝申し上げたいと思います。

　私が毎日の診療や研究の中で，難しい課題と考え，悩みながら取り組んでいるのは，『どのように精神医療の現在のさまざまなデータや知見を短時間のうちに，なるべくわかりやすく当事者の方や家族に伝えていくか』ということです。当事者や家族の方にどのようにメンタルヘルスリテラシーを啓発していけばよいのか，今も日々のテーマとして考えています。

　加えて，今の精神医療は，精神科医だけが携わっていても完結できるものではありません。よい精神医療を行っていくためには，さまざまな職種の方と連携を取っていくことが必要になります。そのためには，私たち精神科医が今まで自分たちだけで独占していた治療学や臨床薬理的な知識を，きちんと多職種の方々に説明して伝えていくことが求められます。

　私自身は，精神科医だけが難しくて高度なことを把握し，それを運用するのではなく，多職種の方々にも共通の場を提供して，皆が精神医療の治療に関して同じようなスタンスや情報量を持って仕事にあたるとい

う協働を実現していきたいという思いを持っています。

　少ない診療時間の中でも，当事者や家族の方が，わかりやすく安心していただけるような治療方法や薬の説明をしていくという目的として。また，精神医療を一緒に行っていく仲間である多職種の方々との共通の情報の土台を作っていくという目的として。この本を通じて，2つの目的の実現に近づけていければと考えています。

　そのような意図から，この本では，主に若手の精神科の先生方や研修医の先生方が，当事者である患者さんや家族，そして精神科で働く多職種の仲間たちと，統合失調症の治療に関していろいろな情報をやりとりしたり，ディスカッションしたりするための元になる資料を意識して作りました。

　この本では章ごとに大きく5つのテーマを扱っています。

　第1章は，「当事者と医療者の意思決定支援ツール」です。当事者との意思決定支援をするためのツールとして，私が現在用いているものがありますので，それをご紹介します。日々の診療にお役立ていただければ幸いです。

　第2章は，「統合失調症の急性増悪・再燃の特徴をどうとらえ，どう対処するか？」です。統合失調症の方は急に体調を崩してしまって，症状がぶり返すことがあります。それを急性増悪，急性再燃と言っています。そこにはどんな特徴があり，それをどのようにとらえ，どう対処すれば未然に防げるのか，あるいは悪化を最小限にして入院や不幸な転帰にならないようにできるのかということを考えていきます。

　第3章は「抗精神病薬のほどよい処方量を考える」です。最近話題になっている抗精神病薬の多剤大量療法をどのように是正あるいは防げばよいのかということをテーマにしました。

　第4章は，第3章にもつながりますが，「抗精神病薬治療の最適化と適正化」です。抗精神病薬治療を行うにあたって，私たちはなるべく個別の患者さんに合った治療にしたいということを考えています。それを

"治療の最適化"と呼んでいます。個別治療の最適化ももちろん大事ですが，昨今は，それ以上に"適正使用"が大きな課題になっています。適正使用というのは，①的確な診断に基づく最適な薬剤・剤形・用法・用量の決定と調剤，②患者に対する薬剤情報の十分な説明と理解，③正確な使用と効果・副作用の評価，④処方へのフィードバック，という一連のサイクルとされます。適正使用の考え方には，医薬品による健康被害を未然に防止すること，そして右肩上がりに増える医療費をいかに抑制していくかという医療経済的な観点も踏まえた概念です。個別最適化で，目の前の患者さんに一番よい治療をしたいという私たち臨床医の思いや行動と，医療費抑制等の施策をも反映した適正化という考え方には，矛盾が生じてしまうことがあります。それを私たちはどうとらえ，調整していけばよいのか。そのことを述べたいと思います。

　最後の第5章は，「統合失調症者の妊娠・出産をどのように支援するか？」です。統合失調症の方は，その病状や薬の副作用によって，かつてはとても結婚，妊娠，出産を望めないとみなされていました。しかし，最近の薬物療法の進歩や，ノーマライゼーションの理念の普及の結果，統合失調症の方でも大切なライフスタイルとして尊重されるようにはなりました。しかし，そこにいろいろな支援の工夫を入れないと，かえって当事者とその家族の孤立や困難を生んでしまうことがあります。このような課題に対して，私たち精神医療者がどのように向き合い，対応していけばよいのかということを最後に述べたいと思います。

　最初の1章，2章は，当事者，家族の方にも理解してもらいやすい説明用の図版を用意しました。心理教育や薬の説明等，日々の診療にお役立ていただければありがたいと思っています。3章，4章，5章は，少しずつ応用課題になっていきますが，薬剤師や産婦人科医など母子保健に関わる専門職の人たちに，統合失調症に関する諸問題を説明する時に，情報をわかりやすく伝えられることを目的に作りました。

　日頃の忙しい診療の中で，治療者自身でこういった資料を集めたり，

わかりやすいイラストを作るのは時間もかかりますし，大変な労力です。
ぜひ，千葉大学の仲間たちと一緒に作ったものを活用していただき，そ
れを元にして，さらによい精神医療をそれぞれの場所で展開していただ
ければ，これ以上の喜びはありません。

渡邉博幸

目　　次

はじめに………………………………………………………………………… iii

第1章　当事者と医療者の意思決定支援ツール

　………………………………………………………………………………… 1

どんな症状が出るのですか？　1

頭のなかで何が起きているのですか？　5

どのような治療をするのですか？　8

統合失調症のドパミン仮説とは何ですか？　15

抗精神病薬の作用する場所は？　17

抗精神病薬選択のための支援ツール　17

統合失調症（急性期）の診断　19

新規抗精神病薬：病期・病態による推奨使い分け　21

抗精神病薬の副作用メカニズム　24

受容体プロフィールから見た各抗精神病薬の副作用の違い　28

体重変化予測　30

薬剤選択と切り替えの目安　32

回復期・安定期症状への理解　33

医療機関が行う生活・社会機能回復支援の例　35

第2章　統合失調症の急性増悪・再燃の特徴をどうとらえ，
　　　　　どう対処するか？

　………………………………………………………………………………… 37

初発統合失調症における再発率の推移　37

統合失調症再発の主要因と対策　39

服薬継続下「再発」のプロセスと対策　40

早期警告サイン　42

早期警告サインの特徴　43

EWSは精神病再燃を予測できるか？　45

早期警告サインが出たらどうするのか？　46

再燃を特定するその人固有のサイン　49

早期警告サインが出た時の薬剤調整（期限付き増量法）　51

第3章　抗精神病薬のほどよい処方量を考える

.... 53

薬にはちょうどよい量がある　53

抗精神病薬の処方量を知る　54

等価換算表の見方　55

CP 換算量の計算方法　55

わが国の抗精神病薬多剤大量処方の実際　57

心循環系突然死と抗精神病薬用量の関係　57

統合失調症の死亡率の高さ　59

心循環系の突然死の背景には　60

抗精神病薬と静脈血栓塞栓症のリスク　60

心血管疾患危険因子の併存率　62

抗精神病薬を安全に使うために　63

適切な初期評価と継続的モニタリング　64

検査はいくらかかるの？　65

抗精神病薬の減量・単純化の方法例　66

SCAP 法の効果　68

離脱症状の出現　69

ドパミン過感受性　70

ドパミン過感受性が作られるメカニズム　71

ドパミン過感受性に対しての減薬方法は？　73

どうやって最適な処方に調整するか？　75

処方変更を拒む方への減薬例　75

まとめ：安心して薬を使うための5つのポイント　79

第4章　抗精神病薬治療の最適化と適正化

81

薬物療法における最適化と適正化　81

精神科薬物療法のパラダイム転換　83

医薬品副作用被害救済制度と適正化　85

適正な薬物療法とは？　93

まとめ：医薬品の適正使用サイクル　95

第5章　統合失調症者の妊娠・出産をどのように支援するか？

97

統合失調症者の出産の年次推移　97

統合失調症妊娠はなぜハイリスクになるのか？　99

「統合失調症は遺伝するのですか？」の質問にどう答えるか　101

どのくらいの妊産婦が抗精神病薬を飲んでいるのか？　103

抗精神病薬の妊娠・出産への影響　105

臍帯血／母体血の各抗精神病薬剤移行　107

服薬は中断すべきか，継続すべきか？　108

妊娠前から準備を整える　111

あとがき　114

文献　115

索引　118

第1章

当事者と医療者の意思決定支援ツール

 どんな症状が出るのですか？

　当事者と医療者の意思決定支援ツールとして，お役立ていただけるコンテンツを集めました。これは忙しい外来診療や入院診療を前提として作っているものです。そして，比較的若手の先生方でもそれほど難しくない内容，伝えやすい内容に限定していますので，基本的な知識を押さえていただければと思います。そして，先生方が各病院の指導的な立場になったときに，さらに若い先生方に教えていただいたり，多職種の方たちの研修に使っていただければ幸いです。

　最初に統合失調症の症状について整理してみましょう。
　「どんな症状が出るのですか？」ということを患者さんや家族から聞かれることがよくあります。そのときに，こういう症状なんですよということを説明する1枚の絵として，私は図1-1のようなものを使って説明しています。
　統合失調症の症状というのは，大別して「陽性症状」と呼ばれているもの，「陰性症状」と呼ばれているもの，そして「認知機能の障害」という3つのグループに分けられます。
　「陽性症状」というのは，患者さんの言動・行動や態度が外に目立って出てくるもので，だれが見てもこれは何か体調が悪いのだということ

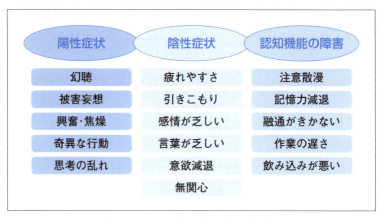

図1-1 どんな症状が出るのですか？

がわかる症状のことを言っています。

「陰性症状」というのは逆に，患者さんの症状のアウトプットがあまりありません。よく見ていかないと症状としてとらえられないもの，内に引きこもってしまうタイプのものを整理して言っています。

「認知機能の障害」というのは，最近新しく出てきた概念です。統合失調症の方は，もともと陽性症状や陰性症状が出る前から，認知機能，つまり脳のもののとらえ方や表現の仕方に障害があるということがわかってきています。テストバッテリーと呼ばれるさまざまな認知機能検査によって，それらの障害が検出できるようになってきました。それを整理して3番目の障害として示しています。

陽性症状の幻聴というのは，だれもしゃべっていないのに，自分のことについての悪口が聞こえてくる。家で1人で静かにしているのに聞こえてくる。そのような症状です。妄想で，統合失調症の方によく見られるのは被害妄想です。自分がだれかに貶められているのではないか。嫌がらせをされているのではないか。そのように考えてしまうのです。"だれか"という対象よりももっと広く，たとえば学校全体から自分はいじめられているとか，日本の政府からひどい目にあっているというよ

うに，発展することもあります。

　幻聴と妄想，そして不安・興奮は1つながりにつながって体験されます。自分に対しての悪口が聞こえてくる。不愉快なことを言われる。何か自分はひどい目にあっているかもしれない。ひどい企みに自分が巻き込まれているかもしれない。そのような中で，どうしても気持ちが不安定になってきて，不安が強まり，イライラしたり，眠れなくなり，激しく興奮してしまうことがあるのです。

　それから，幻聴を空耳としてやり過ごすことができずに，従ってしまうこともあります。たとえば，幻聴で「逆上がりをしろ」とか，「木に登れ」という命令が聞こえてきて，その通りに行動してしまうと，傍からみると奇異な行動として映るかも知れません。

　統合失調症の方はこういうことが続きますと，思考の乱れがますます強まって，話が噛み合わなくなったり，何を言っているのかわからないようなことを独り言でブツブツ言ったりするようになります。

　現実的な考え方ができなくなり，突拍子もないことを急に思い立ってしまったり，あるいは逆に私たちが当たり前だと思っていることが当たり前に思えなくなったりします。朝，東から太陽が昇るのは当たり前の自然現象ですが，それが自然現象ととらえられなくなり，「太陽が昇るのは自分に太陽光線を当ててやけどさせるためではないか」と，当たり前の出来事を何か意味があるものとしてとらえてしまったりするのです。一つ一つの出来事や自然現象に異常な意味づけをしたり，論理性を失ってしまうような思考の乱れが生じているということです。

　陰性症状は表面に出にくい症状なのですが，疲れやすくなって，ちょっとしたことにも集中力を欠いてしまって根気が続かなくなります。人と会って話をするのもおっくうになって，自分の部屋を真っ暗にして閉じこもるようになります。感情の発現が苦手になり，喜怒哀楽がなくなってきて，一見顔つきも能面のようになり，感情の揺れが出なくなってしまいます。たとえば，身内に幸せなことがあっても喜ばなくなり，逆

に大事な両親のどちらかが病気で亡くなるといった不幸があっても感情が動かないように見えてしまうことがあります。実際は，心の中ではとても苦しんでいて，ショックを受けているのですが，そういった感情を表現しにくくなるのです。

言葉もしゃべらなくなり，深い話ができなくなって，表面的な会話になってしまうこともあります。「お腹が空いた」「○○を食べたい」「○○に行きたい」。そのくらいのことしか言えなくなって，心の琴線に触れるような感情のやり取りが一見できないように受けとられがちです。

また，意欲が減退して，何かをやろうという気力がわかなくなり，身の回りの清潔観念がなくなって，整理整頓なども苦手になることがあります。周囲のこと，社会のこと，対人関係に無関心になる方も多く，孤立した生活をする方もいます。

認知機能の障害は，最近精力的に研究が進められています。よくみられるのは注意散漫や記憶力の減退です。この障害の背景として取り沙汰されているのは，作業記憶（ワーキングメモリ）の障害です。ワーキングメモリとは何でしょうか？　たとえば，私たちは電話をかけるときに，相手の電話番号を頭で記憶して，それをボタンで押してかけます。一時的に電話番号を記憶して，電話機のボタンを押すという処理をします。このような種々の情報を一時的に保持し，保持した情報を引き出して同時に作業をする能力をワーキングメモリといいます。

ワーキングメモリが障害されると，日常生活にどのような支障が出るのでしょうか？　一例を挙げます。電車である駅まで移動するために，切符を買うことを考えてみましょう。まず路線図を見て目的駅を探して料金を調べます。1,230円と書いてあるのを確認して券売機で1,230円のボタンを押すわけです。しかし，一時的な記憶の保持がうまくできなくなり，切符を買うのに大変戸惑ってしまって時間が掛かり，焦ったり混乱してしまうことがあります。このようにワーキングメモリが障害されると，私たちの日常生活は大変不便になります。

統合失調症の方は，一見普通にしゃべって，対話できるような方でも，このワーキングメモリの障害の程度によっては，ちょっとしたことで生活につまずきが出てきます。「何でこんなこともできないのか」と周囲からの誤解も受けやすく，統合失調症の方の社会生活への復帰の妨げになります。

融通のきかなさや，作業の遅さなども，ワーキングメモリが障害されていることと関係しています。このようなことが重なって，日常生活や就労，就業の場面でハンデキャップを負うことになります。

ここで挙げたものは，皆さん方が教科書などを見れば必ず載っているものです。しかし，私たちが気をつけていきたいのは，教科書に載っているさまざまな症候学，症状学の専門用語を患者さんに直接言っても，患者さんはなかなかピンとこないということです。

なるべく患者さんたちの日常生活の出来事，日常生活の不便に置き換えて説明できるようにトレーニングしていくことが大切です。

頭のなかで何が起きているのですか？

統合失調症の方の病態生理をわかりやすく当事者・家族に伝えていくにはどのような工夫が必要でしょうか？

統合失調症の方，特に急性期を乗り越えて，幻覚，妄想や興奮が少し落ち着いてきて，「自分が一体どうなってしまったのだろう」という不安の中にいる方に，次の図1-2, 1-3を元にして説明したいと思います。

「頭のなかで何が起きているのですか？」という当事者や家族からの問いには，火事のたとえで話すと，比較的わかりやすいと思います。

上段には，たこ足配線でショートして火事になる絵を載せています。下段は，統合失調症の方の脳のなかで起きている神経ネットワークの乱れからくる症状への移行を示しています。

統合失調症の症状の基盤には，種々の原因により，神経ネットワーク

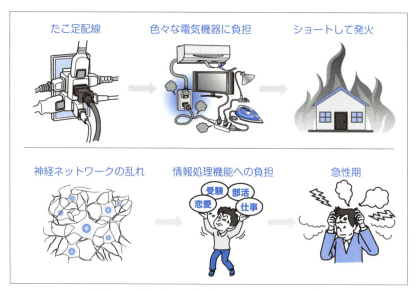

図1-2 頭のなかで何が起きているのですか？①

そのものの配線の乱れが生じているという考えが，現在私たち精神科領域の者のコンセンサスを得ています。

なぜ，ネットワークが乱れてしまうのかについては，たくさんの説があり，まだこれが一つの原因だということが決められていません。さまざまな理由で，胎児の時の脳の発生過程において，神経ネットワークのつなぎ方に微妙な乱れが生じてしまうということです。ちょうど家庭のコンセントでいうと，たこ足配線になっているのをイメージしていただくとわかりやすいと思います。

神経ネットワークがきちんと整理されてつながっているのではなくて，複雑に絡み合った状態であるとします。そして，そこにさまざまな電気機器をいちどきに使う状況が起きるとどうなるか。たこ足配線のプラグが熱を持ち，発火して，火事の原因になり得ると言われます。

統合失調症の方の神経ネットワークの乱れも，子どものうちはさほど大きな問題は出てきません。しかし，思春期，青年前期になってきて，

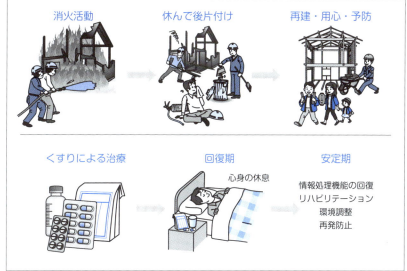

図1-3 頭のなかで何が起きているのですか？②

　脳にさまざまな情報処理の負荷がかかったときに，神経ネットワークの乱れからの誤作動が生じて，幻聴や妄想に発展するということが考えられています。
　思春期，青年前期は，たとえば受験勉強をして試験に合格しなくてはいけない。友だち付き合いだけで済んでいたのが，恋人との付き合いが始まるということもあります。友だち付き合いも非常に複雑になって，部活動でグループリーダーや部長になり，下級生を指導するとか，あるいはその中で競争をするというようなことが出てきます。
　そういった複雑な情報処理を行い，ストレス環境の中で生きていくうちに，元々ある神経ネットワークの乱れに過剰な負荷が掛かり，ショートを起こして，幻聴・妄想に発展していくということなのです。
　神経ニューロンが過剰に興奮して幻聴や妄想が出ている状態が急性期です。当然，火事が起これば，消火器で消すなどの消火活動をします。それにあたるのが，統合失調症の治療においては薬です。抗精神病薬を

代表とする薬によって，神経の発火状態を鎮火しているわけです。

火災の場合は，火事がいったん収まってやれやれというところで，一休みをして片付けをします。それと同じように統合失調症の場合は，急性期が収まった後は回復期という状態に入ります。ここで心身の休息をしっかり取るということが，そのあとの症状のぶり返しをできるだけ少なくするために大切だと言われています。

回復期は，自身の統合失調症のことや薬のこと，あるいは症状を再発しないためにどうやって環境を整えていけばよいかといったことを，多職種の助力を使いながら相談していく段階です。

火災の場合は後片付けが済んだ後，家を建て直して再建したり，火災が起きないように整理整頓したり，火の用心の見回り活動をするということになります。それと同じように，統合失調症の場合も，回復期から安定期に入り，情報処理機能がだんだんと回復してきたところで，いろいろなリハビリテーションを利用して，なるべく早い生活機能の回復を目指します。それに加えて，再発防止のため，今までの暮らしの環境を見直し再発防止策を整えていくわけです。これについては第2章で詳しく説明したいと思います。

どのような治療をするのですか？

では，統合失調症の症状に対しどのような治療をするのでしょうか？治療薬一辺倒でもありませんし，もちろん心理療法や精神療法だけでもありません。薬物療法と心理社会的なアプローチを組み合わせて，車の両輪として提供していくことが大切です。

統合失調症の治療をわかりやすく整理するために，急性期，回復期，安定期のそれぞれの時期を区切って考えます。そして，それぞれの時期ごとに薬物療法，精神療法や心理療法，リハビリテーションや環境調整という観点で，どのようなことをしているのかということをまとめたの

第1章　当事者と医療者の意思決定支援ツール　9

表1-1　どのような治療をするのですか？

薬物療法＋心理社会的アプローチ　車の両輪としてはたらく			
病期	**急性期**	**回復期**	**安定期**
主な症状	幻覚・妄想 興奮・不眠	疲労 不安抑うつ	生活機能の障害
薬物療法 生理的視点	急性期症状や 混乱を収める 生活リズム確保	副作用を減らす 意欲気分改善	安心・安全な服薬 再発防止
精神療法 心理療法 心理的視点	安心感を提供 治療目標の共有 生活リズム確保	疾病教育 服薬の必要性 対処法の工夫	体重管理 再燃サインを知る セルフモニタリング
リハビリ テーション 環境調整 社会的視点	安心できる環境 をつくる 家族への支援 （疾病理解）	作業療法 個別プログラム	生活技能訓練 包括型地域生活支援 社会参加・就労支 援・援助付き雇用
症状を減らす		症状を理解する	症状を克服する

が，表1-1です。

　まず急性期は，第1の治療目標として，幻覚・妄想で大変な苦しみの中にいる患者さんに安心・安全な状況を提供しなければなりません。そのために，幻覚・妄想を減らすということに力を注ぎます。そして，不安にかられて眠れなくなっていたり，身を守ろうと興奮している方も多いので，興奮や不眠に対応する治療を導入します。

　この目標で，一番大切な治療方法は薬物療法です。急性期の症状や混乱を収め，生活リズムを確保して，日中はなるべく起きられるようにし，夜はしっかり眠れるということを目標に，薬物療法を組み立てます。1990年代初めに研修医となった私は，『急性期では日中も夜も横になって寝ている状態にすべき』と教わりました。この頃は日中も寝かせてしまっていたのです。しかし，現在は，日中は覚醒水準を上げて，夜はしっかり眠るという生活リズムのメリハリをつけたほうが，回復が早いと

言われています。最近の新しいタイプの抗精神病薬もこのような考え方に合致しやすいということがあり，生活リズムの確保を，睡眠の確保と同じくらいに大事に考えるようになっています。

　もちろん，精神療法，心理療法の観点で言うと，いかに速やかに安心感を提供できるかにかかっています。統合失調症の方は，周りから自分が何かひどい目にあわされていると思っています。強制的な入院になってしまいますと，その入院自体が患者さんにとっては妄想をさらに強化するようなエピソードのひとつになるわけです。「やはり，そうか。自分はこういうふうに強制的に入院させられて，カギのかかった個室に入れられて，ひどい目にあわされるんだ」と，まさに患者さんが思っている妄想が現実になってしまうわけです。

　私たちは，そういった厳しい場面から患者さんとのファーストコンタクトを始めることも多いのです。追い詰められて，心がズタズタにされて入院なさった統合失調症の患者さんに，いかに安心感を持ってもらうかというのは，私たちの大きな治療上の工夫，目標になるわけです。

　一つひとつの方法については触れませんが，皆さんが教科書レベルや研修レベルから診療の第一線に出たときに，一番壁に当たるところかもしれません。どうか皆さんがそれぞれ働く場所の多職種の方や先輩の先生方と，そのことについてディスカッションを深めていただき，体験を通じて，適したやり方を身に着けていってください。

　ひとつのポイントとしては，患者さんが持っている不安の根元にある幻覚・妄想については言い争いをしないということを挙げます。幻聴や妄想について，「現実はそうではない」と説得にかかったとしても，急性期の患者さんは，それをしっかりとらえる余裕はありません。本人としては本当のこととして体験しており，怖い思いをしているという理解から入っていかないと，よい治療関係を結べないことも多いのです。

　これに慣れるまでには時間がかかります。『統合失調症の方が，何を勘違いして怖い思いをしているのか，怒っているのか』，このようなア

プローチも大切ですが，まず初めは『何かわからないし，現実的なことではないかもしれないけれども，そのことで混乱して不安になって，怒ったり，泣いたり，喚いたりしていて，大変苦しい状況にあるのだ。自分たちが今まで経験したこともないような苦しい状況の中に置かれているのだ』ということに焦点をあてていくと，自ずと答えが見えてきます。

リハビリテーション，環境調整では，安心できる療養環境をどのように作っていくかということに主眼が置かれます。入院の場合は，病院の看護スタッフや多職種の方と相談していくことになります。外来の場合は，家族の協力をいただいて，自宅ではどんなところで休んでもらうか。光の入れ方はどうしたらよいか。テレビなどはどのように取り扱うか。食事はどうしたらよいか。そういったことを相談，提案していきます。

リハビリテーションや環境調整というのは，回復期，安定期だけの治療テーマではなく，急性期の幻覚・妄想に苛まれているときから綿密に準備を始める必要があります。

続いて，回復期です。急性期が終わった後，患者さんは非常に疲労困憊して，食事以外はベッドの中でもグッタリしたままでいることもあります。一方で幻覚・妄想が取れてくると，現実的な考え方ができるようになります。「自分はこんな状態になってしまった」「精神科に入院することになってしまった」あるいは「家族と大きなトラブルを起こしてしまった」……。そういうことを後悔したり，不安や落ち込みの気持ちの中に没入していたりします。

この時期に統合失調症という病状を正確にわかりやすく伝えて，不安にならずに向き合える下地を作れるかということが，その後の治療の成否を決めると言っても過言ではありません。

急性期の薬物療法では，幻覚妄想や不眠をとにかく抑えるという治療に集中することが多いのですが，回復期になったらむしろ服薬による副作用を減らす薬物療法を考えていきます。

幻聴を減らしたり，妄想を軽くしたり，眠れるようにするために，薬の量が多くなってしまうと，日中も眠気が強くなったり，体の動きが鈍くなることがあります。回復期では，このような生活動作に支障を来す副作用を解除していくことが大事なのです。

　以前は薬の効果が得られると，再燃をおそれて，しばらく同じ薬・量でそのままにしておこうという考えがありました。しかし，最近は回復期における疲労や不安抑うつについても，内服薬が悪さをしていないかもう一度薬を見直して，処方内容を振り返ることを重要に考えています。そして，不安や抑うつの状態にある方の場合は，必要に応じて抗うつ薬等を追加することもあります。

　回復期の治療において，精神療法，心理療法が大切な役割を持ちます。この時期には，統合失調症の症状や，どのような病気なのかということをわかりやすく説明する疾病教育を導入します。そして，服薬への理解を促すだけでなく，さまざまな症状への対処法を相談し一緒に練習することも行います。

　服薬の必要性について考えてみましょう。私たちが普段よく飲む風邪薬や痛み止め，胃薬といった内科の薬は，症状がなくなってしまったらそこで飲むことをやめてしまいますね。しかし，統合失調症に限らず精神疾患の治療薬というのは，再発予防のために，原則的には長く飲み続ける薬が多いのです。患者さんには治療が始まった早期のうちに，このことをお伝えしていく必要があります。

　私たちは，患者さんは薬をきちんと飲むものだという先入観を持っています。ですから，薬をやめてしまったときに，「何で勝手にやめてしまうんだ」と注意したり，厳しく咎めてしまうことが，今もまだまだあります。

　しかし，少し振り返ってみましょう。私たちが普段，生活者として薬を飲む場合，症状が治まったら服薬をやめるのはむしろ自然なことですし，正しい使い方です。統合失調症の患者さんも症状が治まったら，眠

れるようになったら，苛むような声が聞こえなくなったら当然薬をやめてよいものだと考えるのは自然です。精神疾患の治療薬はそうではないのだという一般常識の逆転を受け入れてもらうには，わかりやすい薬の説明や疾病教育が必要になってくるのです。

　ここは疎かにしてはいけません。特に診療で忙しく働いている若い先生方は，急性期が治まって回復期に入ってしまったら，もうやれやれという気持ちになることが多いかと思います。そして，次々に入院してくる，もっと症状の強い患者さんの治療に取り掛からなければなりません。どうしても，回復期の患者さんとゆっくり時間を作って，このようなやり取りをする時間を作ることが難しいのが現実でしょう。

　このような場合，精神科の中で働くさまざまな多職種の方たちにも協力してもらっています。たとえば，心理職や看護師にも協力をお願いして，疾病教育や服薬の必要性を伝えてもらう，SST（Social Skills Training：生活技能訓練）の中で取り入れてもらうということが大事になります。このような多職種での取り組みを円滑に進めるには，統合失調症の疾病論や薬物治療の考え方などを多職種の方と共有しておく必要があります。

　最近の精神科治療での回復期におけるリハビリテーションでは，救急・急性期病棟で集団作業療法を行ったり，患者さんの状態や希望に合わせて個別のプログラムを提供していることが多いと思います。場合によっては保護室や隔離室にも作業療法士が入って，そこで作業療法を提供する取り組みも行われています。回復期は，このような介入を通して，現実検討を取り戻し，安心できる関係の中で身に起きたことを振り返り，症状理解を促す大切な時期と言えます。

　回復期を経た後は，安定期に入ります。精神科病院に入院した患者さんの場合は，回復期の途中で退院されることが多いので，安定期の治療支援は基本的には外来・在宅でのサポートになります。

安定期での治療の目標は，さまざまな生活機能の障害に対してどのように私たちがお手伝いするかということです。生活機能の障害がどの程度残っているかは，患者さんによって非常に個人差があります。まったく障害を残さずに，入院前と同じ水準の生活に速やかに戻れる方もいます。一方，何らかの生活機能の障害，たとえば記憶力や集中力がダウンしたままで退院する方もいます。何年も精神科に入院している方には，生活機能の障害が退院を拒む一番の困難になっていることもあります。

　患者さんによって，生活障害の程度は千差万別であるということを理解して，より患者さん個々の事情に合わせたテーラーメイドの治療を組み立てていく必要があるのです。

　薬物療法の視点からは，安心・安全な服薬，長期の継続可能な最小限の服薬に調整していくということ。それから，一見矛盾するように思えるかも知れませんが，再発防止も同時に行っていくということが，安定期の治療のテーマになります。

　安心・安全な服薬については，第4章で処方の適正化という章立てを組んでいますので，そこで詳しく述べさせていただきます。

　精神療法，心理療法に関して，現在，体重管理や栄養指導が必須の支援テーマになっています。これはなぜかと言いますと，新しいタイプの抗精神病薬の中には，体重が増えてしまったり，血糖値やコレステロール値，中性脂肪値が上昇するという副作用が生じやすいものが多いからです。

　また，ここでは再発防止がもう一つの目標になります。『こういう症状やこういう生活の変化が出てきたら，病気が悪くなる前触れだから気をつけないといけない』というサインのことを，"再燃サイン"と言います。その再燃サインを自覚し，利用しながら，セルフモニタリングしていくということが大切です。これについては，第2章で詳しくお話ししたいと思います。

　安定期治療の主役は，さまざまなリハビリテーションや環境調整です。

デイケアでの生活機能改善のプログラムや生活技能訓練を行ったり，医療スタッフが自宅訪問して，生活の場でさまざまな支援をする訪問看護や包括型地域生活支援（ACT）を行います。就労支援や援助付き雇用に積極的に取り組んでいる医療機関もあります。就労支援は，今日の統合失調症の方へのサポートとして注目されています。これは，医療機関が行う場合もありますが，どちらかというと就労支援事業所という形態で，医療との協力関係を密にしながら行っているという現状があります。就労支援は非常に発展性のある分野で，これから統合失調症の方の安定期のリハビリテーションのメインになっていくものと考えられます。

このような取り組みを通じて，症状を克服する，あるいは症状が少し残っていても日常生活で充実した暮らしをしていくということが大きな目標になります。

まとめますと，統合失調症に関わる精神医療関係者は，統合失調症の方の回復，リカバリーを支えるということをゴールと考えています。ただ単に幻覚や妄想を取るだけで済むものではなく，統合失調症の方たちが持つ『症状が出ないならばこんな生活をしたい』という生活の目標や希望の実現のお手伝いをしているのです。『多少症状が残っていても，幻聴が残っていても，ハッピーになれる方法はないか』，こんな考えを持って取り組んでいる仲間たちもいます。以上を踏まえて，これからの話を続けたいと思います。

 統合失調症のドパミン仮説とは何ですか？

図1-4は，統合失調症の方たちに，どのように薬が効いているのかを説明するための図です[1]。

統合失調症の病態の考え方の1つとして，「ドパミン仮説」があります。ドパミンというのは神経細胞が分泌する神経伝達物質で，脳がさまざまな情報処理をするために必要な物質です。

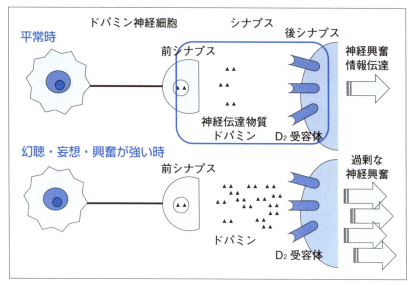

図1-4　統合失調症のドパミン仮説とは何ですか？[1]

　ドパミンのほかに，ノルアドレナリンやセロトニン，アセチルコリンなど，たくさんの種類の神経伝達物質があります。それぞれを脳の中で作る細胞は決まっています。ドパミンを作る神経細胞がドパミンを放出します。そして，その放出したドパミンの受け皿になる細胞もまたあります。

　このような神経細胞同士が，ドパミンの受け渡しをするネットワークを脳の中に作っています。そのネットワークの一部の神経を顕微鏡レベルで拡大したモデル図だと思ってください。

　この神経ネットワークが問題なく働いている時のことを考えましょう。ドパミン神経細胞からドパミンが作られて，前シナプスという場所から放出されます。受け手になる別の神経細胞の表面（これを後シナプスといいます）にあるドパミンD_2受容体（以下D_2受容体）にドパミンが結合します。すると，受容体につながるタンパク分子に化学結合の変化が起きて，情報が伝達されていくという流れになっています。

統合失調症の方の場合，幻聴，妄想，興奮が強くなると，ドパミンがたくさん放出され，あるいはたくさん放出されなくても受容体との結びつきが過剰になってしまい，過度な神経興奮が下流の神経細胞に伝わってしまいます。

過度な神経興奮が次々に広がって伝わっていきますから，考えなくてもよいことを考えてしまい，妄想に発展したり，あるいは音に敏感になりすぎて，幻聴に発展したりというようなことが起きるわけです。

抗精神病薬の作用する場所は？（図1-5)[1)]

もう一度，統合失調症の症状の現れ方をまとめましょう。

『過度な神経興奮の結果，知覚過敏が起きて幻聴に発展する。考え過ぎが起きて，連想過多，妄想につながる。感情が非常に高まって不安や恐怖・緊張，怒りなどが勝手に生じてくる』ことになります。

統合失調症の方の薬の一番の主役である抗精神病薬は，脳神経ネットワークの受け手になる神経細胞の後シナプス膜のD_2受容体に結合します。するとドパミンが受容体に結合するのが邪魔されて，興奮の伝達が抑えられます。その結果，適度な情報伝達がなされて，幻聴や妄想が取り除かれていくと考えられています。

ただし，D_2受容体に結合した薬は，残念ながら，ある一定の時間が経つとはがれてしまいます。そのために，薬の効果は一定時間が経つと消えてしまいます。これが薬を飲み続けなくてはいけない理由の一つです。

抗精神病薬選択のための支援ツール

2017年現在，わが国では，内服薬だけでも30種近くの抗精神病薬が発売されています。単なる経験則や権威者の受け売りではなく，目の前

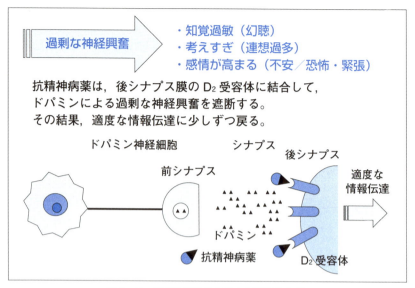

図1-5 抗精神病薬の作用する場所は？[1]

の患者さんの希望や状態に応じてこれらの薬を使い分け，最適な処方設計をすみやかに行うにはどうしたら良いかということを，私は多くの精神科の仲間と考えてきました。

その取り組みの中で作成したものが，千葉大学精神科薬物治療手順（CUPA）です。この治療手順は，2001年から研修用に用いていますが，私自身は，その発展版である2010年版を元に小改変したものを診療に用いていますので，ご紹介します。

まず，大まかな薬の選択順位を示したフローチャートと，さまざまな薬の性質をまとめた使い方表（モジュールと言っています）を組み合わせて図1-6のように一連の治療手順としています。

なぜ，モジュール群としているのかというと，モジュールは交換可能な構成要素だからです。たとえば，新しい薬が出たらその部分だけをバージョンアップできるようにして，全体の治療手順を大きく変更せずに済むようにしているのです。

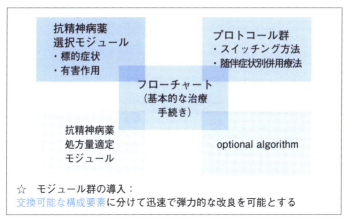

図1-6 抗精神病薬選択のための支援ツールの構成

　全体の構成を頻回に変更したりすると，手順の作成も大変ですし，治療の一貫性も混乱しかねません。ですから，新しい薬あるいは新しい使い方や問題点が出たらその部分だけ交換するという考えで作っています。

統合失調症（急性期）の診断

　まず，基本部分のフローチャートを紹介します（図1-7)[2]。

　統合失調症の急性期の方に用いているものです。診断を正確に行ったうえで，その方がどのような統合失調症の時期にあるのか，初発なのか再発なのか，治療標的としたい症状は何なのかを把握します。そして，予想される有害作用はどうか等をしっかり評価したうえで，まず1種類の第二世代抗精神病薬から1つ選んで使うという手順になっています。

　最大量を2週間使用しても無効または不耐性といって副作用が出てしまい処方を続けられない場合には，第二選択として，第一選択とは異なるタイプの薬に切り替えるようにします。

　この場合の選択薬としては，副作用，有害作用のプロフィールが異なるもの，薬理特性の異なるものを選ぶようにします。

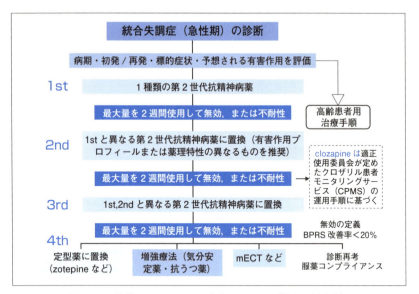

図1-7 診断フローチャート[2] (CUPA2010版を一部改変)

　最大量を2週間使用しても無効または不耐性の場合は，第三選択段階となります。現在は，2種類の新しいタイプの抗精神病薬を使っても無効だったり，副作用で使い切れなかったりする場合は，clozapineを導入することができるようになりました。現在はこのルートに入ることが主流といえます。しかしclozapineは，無顆粒球症や心筋障害を起こすリスクがあり，どの施設でも自由に使えるわけではありません。

　そこで，このclozapineへの切り替えだけではなくて，第三選択としては別のルートも用意しています。第一，第二選択と異なる第二世代抗精神病薬にもう1回はチャレンジしようという使い方です。それでもやはり効かない場合はどうするか。昔からある古いタイプの薬である定型薬を一度も使ったことのない患者さんの場合，あえて新しいタイプの薬ではなくて，定型薬にもチャレンジするという使い方を残しています。

　それから，増強療法といって，抗精神病薬に気分安定薬や抗うつ薬などを併用するという使い方も載せています。もちろん，増強薬の選択は

それぞれの症状に応じてということになります。たとえば，躁うつの波がある方の場合には気分安定薬を併用したり，あるいはうつ傾向がぬぐえない方の場合には抗うつ薬を併用したりすることもあります。

それから，ケースとしては少ないですが，電気けいれん療法といった薬物療法ではない方法を検討することもあります。

忘れてはいけないのは，本当に統合失調症なのかを，もう一度吟味することです。発達障害の常同症状や妄想は，統合失調症の陽性症状や思考障害と識別困難なこともあります。あるいは重症の神経症，特に社交不安障害で，長期に引きこもってしまうタイプの方と，統合失調症の陰性症状とが見分けにくいこともあります。そういった別の精神疾患の可能性を十分吟味して，診断をもう一度考え直す必要があるわけです。

このような治療手順は，2001〜2010年当時の千葉大学医学部附属病院の精神科の役割に合わせて使いやすいものをと考えて作りました。統合失調症の病像は非常に複雑ですから，このようなプロトコルが役に立たない場合もあります。精神科救急でもっと興奮状態の強い患者さんを診ている医療機関，あるいは児童，高齢者を中心に診ている施設など，施設によって最適な薬物療法手順を考える必要があります。

ここで紹介した方法が一番よいと提案する意図はありません。それぞれの施設の役割，あるいはそこで診ている患者さんの特性にあったプロトコルを作っていくことが大切です。

若い先生方にはまず自分たちの施設の特徴を振り返り，自分たちの方法論と既存のガイドラインや治療手順を照らし合わせ，更に工夫ができるかどうか，よりよいものを作っていけるかどうかということを，ぜひ考えていただき，工夫にチャレンジしていただければと思います。

 ## 新規抗精神病薬：病期・病態による推奨使い分け

各モジュールについては一部抜粋してお話しします。抗精神病薬の病

期・病態による推奨使い分け一覧を示します（表1-2）[2]。

　表1-2最上段横軸の英語3文字はそれぞれの抗精神病薬の略称になっています。一番右のzotepine（ZOT）は日本や英国では新規抗精神病薬の中には入りませんが，北米圏では新規抗精神病薬の中に入れられています。国によって扱いが違います。わが国では第一世代の古いタイプの薬のグループに入りますが，ユニークな薬理特性を持ち臨床現場で選択されることもあるため，表に載せています。

　行で見て上から3つまでの行は「病期」毎の使い分けを示しています。真ん中の5つの行は「標的症状」毎の使い分けです。どんな症状をメインターゲットとみなして薬を選択したいかということです。そして，下の4つは生じやすい「副作用」です。

　つまり，病期，標的症状，副作用によってどのように薬を推奨するかというのを色分けにしています。濃い青は推奨で，第一選択として使ってもよい，積極的に使ってみましょうというものです。薄い青は，第一選択には入れませんでしたが，有効性は明らかなので，もし第一選択が何らかの理由で使えない場合は，こちらの薬の使用を考慮しましょうということです。それから，黒とグレーは注意しなくてはいけない副作用を示しています。グレーは使用注意で，禁忌にはなっていないけれども，こういった副作用に注意しましょうというもの。黒は禁忌ですから使ってはダメということです。

　Aripiprazole（APR）で言うと，初発エピソードでは，第一選択，推奨として使えます。抑うつ・不安がある方や拒薬傾向の方にもよいかもしれません。副作用面で見ても，肥満や高脂血症を合併している人あるいはそのような副作用を出したくない人にはファーストチョイスで推奨できます。等々，このように見ながら，一目瞭然で使えるようになっています。

　Risperidone（RIS）に関しては，初発の方でも急性期の方でも維持・再発予防でも非常に幅広く推奨しています。幅広い病態に対して第一選

表1-2 新規抗精神病薬：病期・病態による推奨使い分け一覧（CUPA2010年度版を一部改変）[2]

		ARP	BNS	OLZ	PER	QTP	RIS	ZOT
病期	初発エピソード	推奨	推奨	推奨	推奨	推奨	推奨	有効
病期	急性期	推奨	有効	推奨	推奨	推奨	推奨	有効
病期	維持期・再発予防					推奨	推奨	推奨
標的症状	興奮・焦燥・拒絶	推奨		有効		推奨	推奨	推奨
標的症状	躁状態・脱抑制	推奨		有効		推奨	推奨	推奨
標的症状	抑うつ・不安	有効		有効		推奨	有効	
標的症状	不眠	注意		有効		推奨	有効	
標的症状	拒薬傾向	内用液		口腔内崩壊錠			内用液	
副作用	肥満・高脂血症合併	推奨	推奨	注意	注意	注意	注意	注意
副作用	糖尿病合併			禁忌		禁忌	注意	
副作用	パーキンソニズム合併	推奨	高用量				注意	注意
副作用	高プロラクチン血症	推奨		推奨		推奨	注意	注意

ARP：Aripiprazole　BNS：Blonanserin
OLZ：Olanzapine　PER：Perospirone　QTP：Quetiapine
RIS：Risperidone　ZOT：Zotepine（定型薬）

凡例：推奨　有効　注意　禁忌

択としています。さまざまな標的症状にも，明確な効果が期待できると判断して推奨しています。それに対して，副作用としてはパーキンソン症状も出やすいし，高プロラクチン血症の副作用も出やすいので注意が必要ということが示されています。

　Olanzapine（OLZ）やquetiapine（QTP）に関しては，糖尿病合併例の場合は禁忌なので使ってはいけません。

　空欄のところはまだ現時点でコンセンサスを得たデータは十分とはいえませんが，効果がないと，必ずしも考えているわけではありません。Olanzapineやaripiprazole，quetiapine，risperidoneなどに比べるとエビデンスが少ないために空欄にしているということです。実臨床では，選択されるケースももちろんあります。

　見ていただくと，治療効果よりも副作用のプロフィールに，それぞれの薬の差があるということに着目できると思います。薬それぞれの治療効果よりも副作用のプロフィールの違いで使い分けをするというのが妥当かもしれません。

また，この一覧表以降に登場した新薬については載せておりません。その点をご注意いただければと思います。

抗精神病薬の副作用メカニズム

　抗精神病薬にはさまざまな副作用があります。その発現メカニズムの多くは，薬がどれくらいの割合で脳内の受容体を刺激してしまうか，あるいはブロックしてしまうかによって説明することができます。

　抗精神病薬の副作用のメカニズムの元となる主な受容体を図1-8に挙げておきました[3]。

　まず，先ほどから出てきているD_2受容体の遮断は，それによって幻覚・妄想を軽くすることができるという治療効果はありますが，両刃の剣として2種類の副作用が生じやすいのです。1つ目の副作用はプロラクチンというホルモンを増やしてしまうということです。プロラクチンは，女性の場合は妊娠・出産あるいは授乳に働いているホルモンです。このホルモンを増やしてしまうと何が起きるかというと，女性の場合は偽妊娠状態といって，妊娠していないのに妊娠したような状態に身体が変化してしまいます。生理が不順になって止まってしまったり，あるいは乳房が張ってきて，出産していないのに乳汁分泌が起きてしまったりします。長期的には，骨粗しょう症の原因になるともいわれています。若い女性にとって非常に困った症状が出てしまうわけです。

　では，男性の場合は問題はないのかというと，そうではありません。今まではあまり強調されていませんでしたが，男性の場合プロラクチンが上昇すると，性的機能が落ちてしまい，インポテンツの原因になったり性欲がなくなってしまうことがあります。日本ではこのような副作用を言わない患者さんも多いのですが，欧米圏では性的機能に影響する副作用は重要視される面があり，必ず教科書に載っています。

　D_2受容体を遮断してしまうことによって起きる2つ目の副作用とし

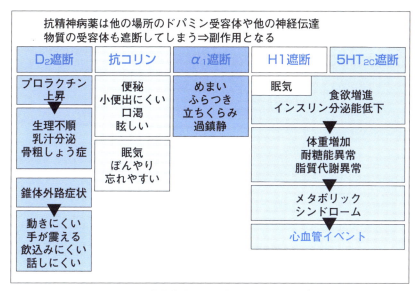

図1-8 抗精神病薬の副作用のメカニズム[3]

ては『錐体外路症状』があります。これは身体の動きや筋肉の動きに関わる副作用です。身体が動きにくくなったり，手が震える振戦，ものが飲み込みにくくなったり（嚥下障害），話しにくくなることもあります（構音障害）。

ただし，現在主力で使っている新しいタイプの第二世代抗精神病薬では，この錐体外路症状の副作用を大分減らすことが可能になりました。

逆に言うと，この錐体外路系の副作用が少ないというのが新しい抗精神病薬の特徴なのです。しかし新しいといっても各薬によって錐体外路症状の出やすさには，若干の開きがあります。このことを踏まえず，『新しいタイプだから身体の動きに関しての副作用が少ない』と単純に考えてしまうと，あとで思わぬしっぺ返しを食うことがありますので，注意して選択する必要があります。

続いて，抗精神病薬の副作用として，『抗コリン作用』があります。脳のアセチルコリン受容体（ムスカリン受容体）というものがあり，こ

れを抗精神病薬がブロックしてしまうことによって起きるさまざまな症状です。

　抗コリン作用は患者さんにとっては非常に苦しい自覚症状を伴います。たとえば，便秘や排尿困難が生じます。唾液が出なくなり，口が乾いてカラカラになります。羞明（しゅうめい）といって，まぶしくて目を開けていられないという状況になります。

　これらの副作用は，治療効果よりも早期に現れることもあり，服薬を中断してしまう大きな原因になります。特に，慢性的に抗精神病薬を飲んでいますと，頑固な便秘になりがちで，それを防ぐためにさまざまな下剤を使います。何十年も長期入院している患者さんは，陰性症状等で運動が好褥傾向があり，食事習慣もあいまって，便秘になりがちだったので，毎日の定期処方に下剤が必ず入っていました。便秘になりやすい薬を飲み，対処療法的に大量の下剤を使うことを長年繰り返すことによって，大腸が拡張して，ますます便が溜まって便秘がひどくなる『巨大結腸症』という状態になります。入院して10年20年と経過している方の腹部X線を撮ると，高率にこの巨大結腸症を見つけることができます。

　巨大結腸症の方は，大腸機能が弱くなり，お腹の中に便が溜まった状態で少しずつ下痢便として出てくることもあって，一見便秘ではないように見えてしまいます。そういう方が，たとえば夏の暑い季節に脱水になってしまったり，ちょっと固いものを食べたり，骨折して1週間くらい仰向けに寝ていることになって，お腹に腹圧がかからなくなると，腸の動きが急激に悪くなってしまいます。このような身体のイベントが重なりますと，あっという間に腸閉塞になります。場合によっては，命に関わる重篤な状態に至ることもあります。

　巨大結腸症は今まであまり強調されなかった副作用です。統合失調症の慢性期の方の場合は，抗精神病薬の副作用と，それを防ぐために慢性的に長期に使っていた下剤の相互作用によって巨大結腸症になりやすいという問題があることを把握しておいていただきたいと思います。

私が経験したケースでは，腹部の半分が巨大結腸症になっていた方がいました。なんとか薬の整理で整えましたが，一度大腸が拡張してしまいますと，それを元に戻すための根本的な治療は拡張部分の外科的な切除しかありません。

　続いての副作用として，ノルアドレナリン α_1 遮断作用があります。これは，立ちくらみ，めまい，ふらつきの原因になりますし，鎮静が効きすぎてしまって，日中も眠気が強くて生活活動に支障を来す原因になります。統合失調症の急性期のときは，興奮して眠れず，動き回って落ち着かず，物や人にあたってしまう危険性があります。このような精神運動興奮状態に対して，この α_1 遮断作用を利用して，鎮静を図ることがあります。しかし，この方法を漫然と続けていますと，めまい，ふらつき，立ちくらみが生じやすくなり，また，朝になっても眠くて起きられず，日中活動ができなくなってしまって，かえって生活機能を低下させてしまうのです。

　こうしたことから，現在では急性期に α_1 遮断作用の強い薬を使い，効果があったとしても，回復期，安定期に入った段階で，α_1 作用を持つ薬は可能な限り減量を試みるようにします。

　D_2 遮断，抗コリン作用の副作用，α_1 遮断作用といった副作用は，古いタイプの抗精神病薬で特に注意すべき副作用と言ってよいかと思います。新しいタイプの薬の場合は，これらの副作用は大分軽くなっています。その反面，新しいタイプの薬で目立ってきている副作用があります。図1-8の右の2つにあるH1遮断作用と，$5HT_{2c}$ 遮断作用です。これらを遮断してしまうとどのような副作用があるのでしょうか。食欲が増えてしまったり，生体内のインスリンの分泌の能力が下がってしまうことによって，体重が増えたり，糖尿病のように血糖値が上がってしまうという問題が生じてきます。血中中性脂肪やLDLコレステロールが増え，その結果，心臓血管系の障害を起こしやすくなることもわかってきています。

新しいタイプの薬はまだ歴史が浅いので，10年20年と使ってどうなるかというデータはまだまだ乏しいのですが，心臓血管系に何らかの重大な問題を起こしてくる率が高まることについては，私たちは特に気をつけていかなければなりません。これについても第3章で詳しく説明したいと思います。

受容体プロフィールから見た各抗精神病薬の副作用の違い

受容体プロフィールから見た各抗精神病薬の副作用の違いを一覧表にしました（表1-3）[4]。

一番左の列は，それぞれの抗精神病薬の一般名になっています。元にしたのは北米圏のデータで，日本でも使われている薬をピックアップしました。

一番上の行は，錐体外路症状，プロラクチン上昇，それから心臓の致死性の不整脈になる前段階だと考えられている心電図QTc延長，体重増加，鎮静のそれぞれの副作用を挙げています。

数字や色分けは，データの抗精神病薬のメタ解析の結果を元にしています。この図は，それぞれの薬とプラセボ（偽薬）を統合失調症の被験者に飲んでもらい，副作用の差が偽薬と比べてどれくらい出たかということをそれぞれ統計処理してデータ化したものです。あくまでもプラセボと比べたときに，どれくらい副作用の開きがあったかということでランキングしていると考えてください。直接これらの薬を一斉にスタートラインに立たせて比べたわけではないということです。

たとえば，錐体外路症状ですと，プラセボと比較して一番差がなかったのはclozapineでした。それからolanzapine，quetiapine，aripiprazoleという順序で続きます。そして，プラセボと比較してもっとも錐体外路症状が出やすいのは，haloperidolでした。

錐体外路症状のランキングで薬を並べてあるので，10から1までき

表1-3　受容体プロフィールからみた各抗精神病薬の副作用の違い[4]

	錐体外路症状	プロラクチン上昇	QTc延長	体重増加	鎮静
Haloperidol	10	6	3	1	4
Zotepine	9	NA	NA	9	9
Chlorpromazine	8	5	NA	7	8
Risperidone	7	7	6	5	3
Paliperidone	6	8	2	4	1
Asenapine	5	3	7	3	5
Aripiprazole	4	1	1	2	2
Quetiapine	3	2	4	6	7
Olanzapine	2	4	5	10	6
Clozapine	1	NA	NA	8	10

れいに並んでいます。要注意の副作用があるものは薄い青で塗っています。NAはデータがないという意味です。

　プロラクチン上昇に関しては，錐体外路症状と同じようなパターンで並んでいます。プロラクチン上昇，錐体外路症状が両方ともD_2受容体の遮断によって起きますから，その遮断の強さは共通で，同じ傾向として並ぶわけです。

　しかし，不思議なことに，haloperidolよりも錐体外路系副作用は少ないと思われるrisperidoneやpaliperidoneが，プロラクチン上昇に関してはhaloperidolよりも高いということは注目に値します。つまり，錐体外路症状の身体の動きを悪くする副作用が少ないから，プロラクチン上昇も少ないだろうと思って，risperidoneやpaliperidoneを若い女性に不用意に出すと，生理が止まってしまったり，母乳が出てしまったりという，女性にとって心配な副作用を生じる可能性があるわけです。この理由はいろいろ考えられますが，risperidoneやpaliperidoneの代謝産物が水溶性であるということと若干関係していると言われています。

それから，QTc 延長という心電図異常ですが，錐体外路症状やプロラクチン上昇の副作用が少ない利点を持っている quetiapine，olanzapine などが入ってきます。Risperidone は QTc 延長が一番強いということがわかります。古いタイプの haloperidol よりも risperidone，olanzapine，quetiapine といった標準的な治療法として頻用される薬に，QTc 延長の危険性があるということに注意を払う必要があります。

体重増加を見てみますと，zotepine や chlorpromazine，olanzapine，clozapine といった薬がグレーに塗られています。体重増加はその後のメタボリックシンドロームや心循環系の問題につながるリスクがあるわけですから，こういった体重増加しやすい薬を飲んでいる場合は，体重管理や食生活のコントロールが心理社会的な介入の重要なテーマとなります。

余談になりますが，最近統合失調症の回復期，安定期の心理社会的な治療法に栄養管理の役割が注目され，栄養士が支援チームに加わる場合があります。それは，薬による体重増加が生活機能の維持のために無視できなくなっているからなのです。

最後の副作用項目は，『鎮静』作用です。どの薬も鎮静作用はプラセボと比べるとありますが，paliperidone に関してはプラセボとの差がありません。それ以外のものは基本的には鎮静効果はあります。ただし鎮静効果があるから，興奮が収まったり，よく眠れるようになったりするわけですから，あってはいけない副作用とは言い切れないのですが，長期の鎮静は生活の質を悪化させます。その場合は，飲み方を夕方〜夜に移したり，より鎮静の少ない薬に切り替える等の工夫をします。

◆ 体重変化予測

表1-4は，抗精神病薬による体重変化予測表です[5〜8]。第二世代抗精神病薬でどれくらいの体重増加があるのか，表を見てみましょう。

第1章　当事者と医療者の意思決定支援ツール　31

表1-4　体重変化予測：第二世代抗精神病薬[5〜8]

薬剤名	10週後（kg）	1年後（kg）
Olanzapine	4.15	6.8-11.8
Quetiapine	2.16	2.77-5.6
Risperidone	2.10	2.0-2.3
Aripiprazole	-	-1.4（※6ヶ月でのデータ）

　10週間後と1年後で比べて見ています。たとえば，risperidoneは10週後には2kgくらい平均で増えますが，1年後は頭打ちとなります。Quetiapineも10週後は2kgくらい，1年後になると5kg前後まで増えていく方がいます。Olanzapineにいたっては，10週後平均して4kgも増えてしまい，1年後になると7kgから10kg以上増えてしまいます。こうなると，体形もかなり変わりますし，着ていた服も着られなくなってしまいます。

　このように体重増加の副作用に関しても，それぞれの薬によって増え方に違いがあります。このことを把握して，体重を過剰に増やしてはいけない方には，どういう薬を選択するかということを考える必要があるのです。

　一方，aripiprazoleは，6ヵ月後にむしろ平均で体重が減るというデータがあり，体重が増えない薬に位置されます。どうしても体重増加が気になる方，あるいは体重が増えてしまってもう薬を飲みたくないという方の場合は，aripiprazoleに切り替えるというプロトコルがあるわけです。ただしaripiprazoleに変更すると，元々の精神症状が変動することもありますので，患者さんや家族と相談しながら，丁寧な切り替えを計画する必要があります。

薬剤選択と切り替えの目安

　今までの話をまとめますと，図1-9で示した『抗精神病薬選択と切り替えの目安』の図1枚で言い表すことができます。
　まず，第一選択としては，risperidone（paliperidone）かolanzapineのどちらかを選んで使います。副作用が出てしまう場合は，それぞれのたすき掛けで，副作用のプロフィールの異なるものを使います。たとえば，risperidone（paliperidone）を用いて，錐体外路症状や高プロラクチン血症等の副作用が出たときには，たすき掛けで図の右の違うタイプの薬であるquetiapineや低力価薬，あるいは副作用の少ないaripiprazoleを使います。あるいは水平移動でolanzapineに切り替えてもよいわけです。
　また，症状がシンプルで，程度も軽い場合は，risperidoneと同じようなプロフィールを持っているが，より副作用の少ないperospironeやblonanserinを選択することもあります。
　Olanzapineで，副作用が出てしまった場合はどうでしょうか。Olanzapineでは体重増加，高血糖，高脂血症，眠気などが副作用として目立ちます。それらの副作用が出てしまって使い切れない，切り替えないといけない場合は，プロフィールは同じですが，効果の弱いquetiapineを選んだり，aripiprazoleに切り替える。あるいは，たすき掛けでrisperidoneの系統を使う。そのような方法が考えられるわけです。
　では，risperidone（paliperidone）やolanzapineを使っても治療効果がなかなか上がらない場合はどうするのか。その場合はrisperidoneやolanzapineよりも効果が期待できるclozapineを慎重に導入するという使い方になります。
　例えて言うならば，clozapineは金メダルです。ですが，特有の副作用等なかなか気難しいところもあって，第一選択として使いにくいので

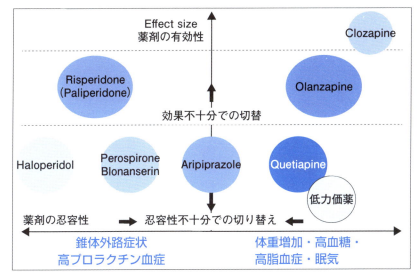

図1-9　抗精神病薬選択と切り替えの目安

す。Olanzapineやrisperidoneは銀メダリストですが，有効性と安全性のバランスが取れています。それ以外の薬は，いわば第3位の銅メダリストになります。その分副作用も少なくて，使い勝手のよさがそれぞれありますから，患者さんの病態やプロフィールによって使い分けていくということが，私たちの実践家としての腕の見せ所になります。

◆ 回復期・安定期症状への理解

今までは，急性期薬物治療の話を主にしましたが，回復期，安定期における治療のポイントをいくつか紹介します。

回復期・安定期に入りますと，本人や家族が将来の焦りや不安から，主治医にいろいろ相談することも多くなります。そこで，1枚にまとめた図1-10を渡して，患者さんや家族に見てもらいながら説明しています[9]。「こういうことなのですよ」と示すことによって，安心していただけることがあるからです。

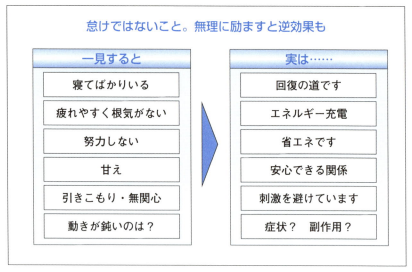

図1-10 回復期・安定期症状への理解[9]

　回復期・安定期は，ご家族から見ると，「寝てばかりいるとか，疲れやすくて根気がない，仕事に復帰したけれどもすぐ行けなくなって家に帰ってきてしまった，努力をしない，甘えが出てしまって母親の後をくっついて歩いている，食べ物も自分の好きなものばかり食べるようになった，引きこもりになって無関心になってしまう，動きが鈍くなっている」といった状態が目につくようになります。

　引きこもりや無関心に関しては，陰性症状かもしれないし，動きの鈍さはもしかしたら薬の副作用かもしれませんが，こういった不活発をどのようにとらえるのか。まずは，『このような態度や行動は怠けではない』と伝えています。無理に励ますと，かえって焦ってしまう方が多いです。ちょうど骨折が治って退院したばかりの方が，運動をしようと思って急に走り出してまた別の筋肉や関節を痛めてしまうように，無理に励ますと逆効果で症状悪化をぶり返す可能性もあります。

　一見，不活発でだらしなくなってしまっているように見えるのですが，寝てばかりいるというのは，回復の途中でよくあることです。『疲れや

すくて根気がない』というのは，エネルギーを充電しているのかもしれません。努力しないように見えても，省エネで"エコ運転"しているのだということをお伝えします。最近"エコ運転"というのがニュースでも話題になっていますので，省エネとかエコ運転という言葉を使うと通りがよいかも知れません。

『甘え』や『退行』は，家族を心配させたり，がっかりさせるふるまいですが，安心できる関係をもう一度取り戻そうと，本人は考えているかもしれません。変によそよそしくなったり，距離を置くように感じるよりも，患者さんが家族などの人間関係の中で甘えを出せるというのは，ある意味ではその人の健康的なふるまいなのです。

引きこもりや無関心も，病み上がりのうちは，余計な刺激を避けて脳が過度に興奮しないように，入ってくる情報や刺激をセーブしているのかもしれません。

動きが鈍くなるのは，陰性症状や認知機能障害の結果かもしれませんが，まずは「抗精神病薬をはじめとして，内服している薬の副作用かもしれない」と疑うことが一番大切です。患者さんの症状だ，あるいはエコ運転しているのだと早合点する前に，まずは「薬が悪さしているかもしれない」と捉え，処方薬を吟味し，回復期・安定期に合わせて，生活動作を妨げない処方設計をし直すという考え方に立ちたいと思います。

 ## 医療機関が行う生活・社会機能回復支援の例

詳しくは説明しませんが，医療機関が行う生活・社会機能回復支援の例を簡単に挙げてみました（図1-11）。それぞれの施設で特色を持って取り組んでいるもので，「個人向けリハビリ」「グループ活動」「社会復帰に向けたプログラム」の大きく3つに分けています。

個人向けリハビリとしては，対人関係のとり方を練習したり，集中力や意欲を回復するのが目的となり，作業療法士や看護師，心理療法士の

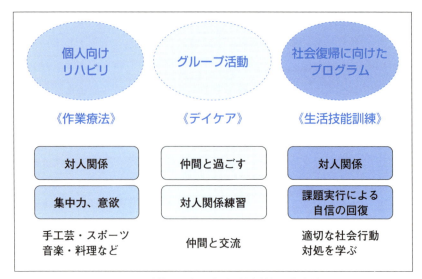

図1-11　医療機関が行う生活・社会機能回復支援の例

方が担当します。一対一になって軽い運動を行ったり，レクリエーションを通じて日常生活体験を取り戻していただくプログラムです。

　グループ活動はもう少し人数の多い集団に参加して，あらかじめ準備したプログラムに基づいて仲間と過ごすとか，対人関係の練習を行っていきます。ここでは，集団の中で，安心・安定して，時間・空間，出来事・作業を共有できるように，楽しみながら練習します。主にデイケアで提供されるプログラムが多いと思います。料理やスポーツ等，利用者が主体となって企画を立てるプログラムもあります。パソコンの練習なども人気があります。

　社会復帰に向けたプログラムとしては，生活技能訓練がありますが，最近は就労支援が大きな関心を集めています。医療機関ではなく，専門の企業がプログラムを提供することもあります。適切な社会生活リズムを身につけたり，就労につながるような技術訓練を受けたりする場となります。

第2章

統合失調症の急性増悪・再燃の特徴をどうとらえ，どう対処するか？

 初発統合失調症における再発率の推移

　図2-1のグラフは，初発統合失調症における再発率の推移を見たものです[10]。1999年に発表されたデータですが，1年目には統合失調症の初発の患者さんの3〜5割が再発してきます。2年目になると，さらに上乗せされて4〜6割が再発してきます。そして，5年目に入ると，なんと8割が再発するというデータになっています。

　その後は15年目になっても8割という割合は変わりません。2割くらいの方は再発せずに15年間を過ごすことができるのですが，それ以外の8割の方は5年以内に再発するのだという非常にショッキングなデータです。

　このことは，私たち精神科医にとってもコンセンサスとして受け入れられています。統合失調症は再発しやすい病気なのだということの理解があるわけです。

　図2-1は1999年の少し古いデータですので，最近のさまざまな論文の結果をまとめてみました（表2-1）[11〜13]。

　2010年，2012年，2013年と3つの論文が出ています。たとえば2013年の論文では，過去2年間に1回でも再発して入院になった患者さんを

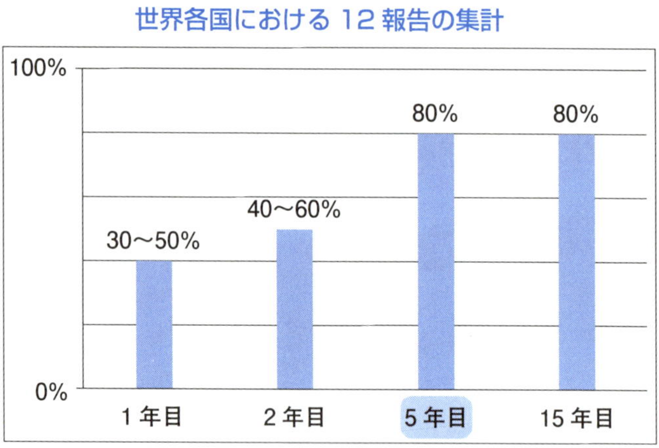

世界各国における 12 報告の集計

図2-1　初発統合失調症における再発率（relapse rate）の推移 [10]

対象にある治療プログラムを導入したところ，18ヵ月で約3割の方が再入院に至ったというデータが出ています。つまり，1回でも入院した患者さんは，いろいろな治療を工夫しても，再入院してしまうことがあるということが示されています。

　2012年の研究では，退院患者さん200人を1年間追跡したところ，1年間での再発率は42％ということで，先ほどの図2-1とほぼ似たような結果でした。1999年から20年近くが経つわけですが，再発率という点で見たときには，統合失調症の治療は大きな進展がないとの批判も出るかもしれません。

　2010年のデータは，病悩（症状を持って苦しんでいる期間という意味です）5年以内，つまりまだ発症して間もない患者さん1,268名を対象にしています。Aは薬のみの治療をした群で，Bは薬＋心理教育介入を行った群で比較しています。Bのほうがより丁寧な治療をしていると想定されるわけです。1年間追跡したところ，薬のみの場合は22.5％の方が再発。薬の治療と心理教育の両方を行った場合は14.6％に下がりましたが，それでも604名中88名の方が再入院になっています。

　このように統合失調症というのは，継続して服薬し，治療プログラム

表2-1 最近の報告でも再発率はほぼ同等[11～13]

研究	対象	再発率
Thornicroft G, et al. (2013)	過去2年間，1回でも入院歴のある患者 CPA* を導入	18ヵ月で29%再入院 (158／547)
Schennach R, et al. (2012)	退院患者200人を1年間追跡	1年間で再発率 42%
Guo X, et al. (2010)	病悩5年以内の1,268名 A：薬物療法のみ群 B：薬物療法＋12ヵ月心理教育介入群	1年間で A：143/635（22.5%） B：88/604（14.6%）

*Care Programme Approarch

をしっかり受けたとしても，一定の率での再入院，再発を免れられないという事実があるわけです。

統合失調症再発の主要因と対策

　統合失調症の再発の主要因は，服薬を途中でやめてしまうということです。服薬をやめてしまうと高い再発率につながることがわかっています。その対策としては，『服薬アドヒアランスの維持』が挙げられます。薬を飲み続けていくことを服薬アドヒアランスと言います。服薬をうまく工夫して続けていく，守っていくということが大事な治療のテーマになるわけです。

　しかし，服薬を継続してもなお再発してしまい，再入院になり，不幸な転帰をたどる方が少なからずいます。その場合は対策として何をしていけばよいのでしょうか。

　薬を飲むのを中断してしまった方には，服薬を続けていただくためのいろいろな工夫をしていくという目標がシンプルに定まります。しかし，薬をきちんと飲んでいるにも関わらず再発してしまう方に，私たちは何

ができるだろうかということなのです。このことを考えていきたいと思います。

 ## 服薬継続下「再発」のプロセスと対策

服薬を続けていても再発してしまうのは，いったいどのようなプロセスが考えられるのでしょうか（図2-2）。

まず，再発しやすい患者さんの生物学的な病態の基盤があるという仮説があります。有力な仮説として考えられているのは，ドパミン過感受性という病態基盤です。これは，あとで詳しく説明していきます。ドパミンの受容体の感度が非常に上がってしまい，ちょっとしたドパミンが入ってきても過剰に刺激を伝えてしまう。そのような状態が統合失調症の方のなかで作られてしまうことがあるのだということです。

さらに，種々の心理社会的なストレッサーもあります。ストレス要因とも言っています。私たちはいろいろなストレスにさらされて生活しています。心身にストレスが加わると，どんな変化が身体に起きるのでしょうか。1つめは神経系の働き，2つめは内分泌系，ホルモンバランス，そして3つめは細菌やウイルスから体を守る仕組みである免疫系の変化です。

特に精神科的な観点で言うと，ストレスによる神経機能の変化は主にドパミン神経がその役割を引き受けています。身体にとって不快なストレスがかかったときに，人間の脳というのはドパミンをたくさん出してそれに対抗しようとするのです。

先ほどからの話で，ドパミンが過剰に出てしまう，あるいは過剰に受け取ってしまうということが，統合失調症の症状をつくりだしているかもしれないという仮説の話をしてきました。そのことで考えてみますと，病気と直接関係なくても，さまざまなストレスがその患者さんに新たにかかると，それに対抗して脳の中でドパミンがたくさんつくられ，放出

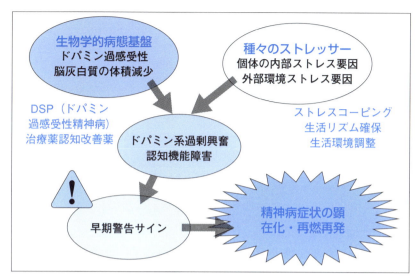

図2-2　服薬継続下『再発』のプロセスと対策

されます。その結果、精神症状が生じやすい状態が作られるわけです。

　まとめますと、ドパミンに対して、受容体が過剰に反応してしまう病態である『ドパミン過感受性』が一部の患者さんには作られます。そこに種々の心理社会的なストレス要因が加わることによって、脳内のドパミン系の過剰興奮がぶり返してしまいます。そして、さまざまな"早期警告サイン"として、生活態度や言動、感情の変化が表れてきます。これらのサインを見過ごしてしまうと、次に精神病症状がはっきりと出てきて、再燃再発し、再入院に至ってしまう。このようなプロセスが想定されます。

　服薬継続下での再発を防ぐためには、いくつかの治療ターゲットが考えられます。1つはドパミンの過感受性を減らせる薬ができれば改善するかもしれません。そして、2つめとしては、いろいろなストレス要因が関係しているならば、そのストレスに対抗できるような、またはストレスを感じないような生活や心身づくりをしておけば再発を防げるかも

しれないわけです。ストレスに対処する方法のことを『ストレスコーピング』と言っていますが，ストレスコーピングを増やしていくことも有効です。ちょっとつらいことがあっても，それを乗り越えられるような心の持ち方を前もって練習しておく。ストレスがかかっても，気持ちが乱れないようにするための工夫をする。たとえば，自分にとって，お守り替わりになるアイテムを身につけておくとか，気持ちを切り替えられるような心地良い刺激を利用する。例えば自分の好きな香りを小袋の中に入れて，何か苦しい感じがしたら，それを揉むとよい香りが出てくるようにする。あるいは，自分の好きな音楽をいつでも聴けるようにしておく。今は携帯用の音楽プレーヤーもありますから，そういうものを身につけて，つらい気持ちが出てきたら，励まされるような音楽を聴いてやり過ごす。そのように五感を活かしてストレス対処をするということに取り組んでみてはどうでしょうか？

それから，夜しっかり眠れて，日中活動できるという生活リズムが，ストレスに対抗できる基本になります。生活リズムを確保することが大切というわけです。また，家族との良好な関係も含めた生活環境調整も丹念にしていくこと。そして，安定・安心・安全な暮らしができるということが，まさにこのストレス要因を減らす工夫になります。

このような様々な視点を生かして，再燃再発を防いでいきますが，色々な工夫をしても，その工夫の力を超えてドパミン系の過剰興奮が続いてしまう場合はどうしたら良いでしょうか？

その場合の方法論として早期警告サインが出た段階で早めに医療的な対処をすることによって，再燃再発を防いでいくというやり方が考えられます。以下にくわしく述べます。

 早期警告サイン

早期警告サイン（表2-2)[14]が出た段階で，症状を抑えてしまう。あ

第2章　統合失調症の急性増悪・再燃の特徴をどうとらえ，どう対処するか？　43

表2-2　早期警告サイン（Early Warning Signs：EWS）14)

精神症状が再燃する2〜3週間前に起こる変化
緩徐に生じ，数週で明らかとなる 思考・感情・行動の変化（非精神病性症候）
患者特有のサイン
具合が悪くなるときに， いつも同じようなパターン

るいは薬を工夫して，再発に至る手前で病状の悪化を頓挫させてしまう
という考え方です。

　早期警告サイン（Early Warning Signs）は，EWSと略して言われる
ことが多いので，以下適宜EWSと呼んでいきます。

　早期警告サインは，精神症状がはっきりと出てくる再燃2〜3週間前
にはすでに起きている患者さん独自の何らかの変化です。

　具体的な変化としては，考え方や感情や行動の変化が起きてきます。
これらはゆっくりと生じ，いつの時点で始まったのかはなかなか正確に
とらえることが難しいのですが，数週間ではっきりと見えてくるもので
す。特徴は，精神病性の症候ではないということです。つまり，幻聴や
妄想などが出てきたら，それはもうすでに再燃再発です。その一歩手前
の何らかの精神的な変化を的確にとらえるかということにかかってくる
わけです。

◆ 早期警告サインの特徴

　早期警告サインは，患者さんごとに特有のサイン，特有の進展パター
ンを持っていて，具合が悪くなる時はいつも同じようなエピソードを繰

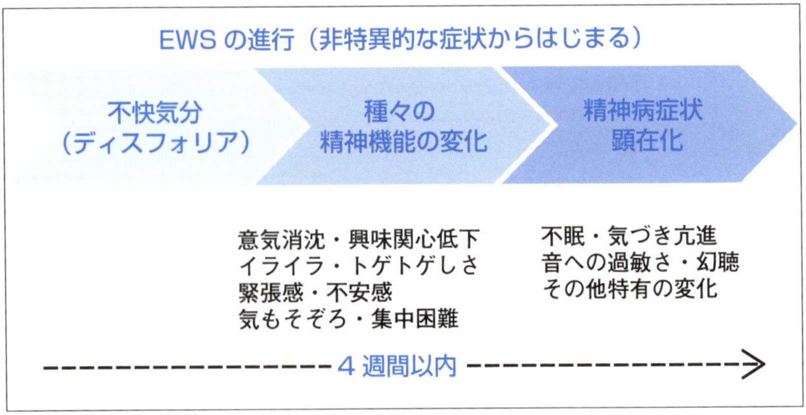

```
EWS の進行（非特異的な症状からはじまる）

不快気分          種々の          精神病症状
（ディスフォリア）   精神機能の変化    顕在化

              意気消沈・興味関心低下    不眠・気づき亢進
              イライラ・トゲトゲしさ    音への過敏さ・幻聴
              緊張感・不安感        その他特有の変化
              気もそぞろ・集中困難

---------------- 4 週間以内 ---------------->
```

図2-3　早期警告サイン：EWS の特徴 [15～18]

り返すことがあります（図2-3）[15～18]。EWSの進行は非特異的な症状，症状とすらも言えないくらいの変化から始まることがあります。

　まず，何となく気分が悪い，気分が乗らないなという不快気分（ディスフォリア）で始まることが多いと言われています。何となく気分が乗らなくて，生活が楽しめないし，家族との会話も楽しめなくなる。なんかちょっとギクシャクしている感じがある。よそよそしい感じがある。そういったところから始まります。

　そうこうしているうちに，さまざまな精神機能の変化が重なってきます。気持ちが消沈して，一見うつのように見えることがあります。あるいは毎日楽しんで行っていた行事ができなくなったり，テレビも見なくなって，すぐ部屋に戻ってしまったり，興味関心が低下してきます。さらには，気分がイライラし，トゲトゲしさが目立ってきて，家族と口ゲンカになる。いつもなら突っかからないことに突っかかったりするといった変化です。

　緊張感や不安感を訴える方もいます。こういう緊張感・不安感が身体のある部分の違和感として出てきます。たとえば，喉が詰まった感じが取れない。あるいは目がどうもゴロゴロする。しかし，実際調べてみる

と器質的な問題はないのです。頭痛や吐き気といった一般的な身体の違和感や症状を訴える方もいます。精神科に来る前に，内科等を受診する方もいます。気持ちが集中困難になって，気もそぞろになり，受け答えが生返事になっていったりすることもあります。

こうした些細な変化に気づかずにいると，不眠や，気づき亢進といって物音に対しての過敏性が出てきます。ドアがちょっと閉まる音にビクッとしたり，あるいは通りを車がブーと走っていくのをすごく怖く感じてしまったりといった感覚への気づき亢進や過敏さが表れます。それをそのままやり過ごしてしまうと，幻聴などのはっきりとした精神病症状として立ち上ってくるわけです。

EWSが不快気分から始まって，はっきりとした精神病の症状，主に幻聴などが出てくるまで，4週間以内で症状が完成すると言われています。

EWSは精神病再燃を予測できるか？

1998年にJørgesnenが報告した，早期警告サインについての研究をご紹介しましょう[17]。統合失調症の外来患者60名に，2週間毎に，自己記入式の"Early Sign Scale: ESS"を用いて，患者自身でEWSを評価してもらいました。また，同時に，診察医が患者の行動や症候の変化を客観的に評価しました。その結果，6ヵ月間に60名中27名の患者（45％）が精神症状を再燃したのですが，自己評価と客観評価を組み合わせると，再燃を発見できる感度は81％，特異度は79％でした。一方，患者の自己評価のみでも，感度は74％，特異度は79％と客観評価を組み合わせた場合と差がなかったのです。

ここでいう感度とは，精神症状が再燃した患者の中で，早期再燃サインが陽性であった人の割合を指します。また特異度とは，精神症状が再燃しなかった患者の中で，早期再燃サインが陰性であった人の割合を指

します。感度が高いとは，再燃患者の大部分が早期警告サイン陽性になるということですし，特異度が高いとは，再燃しない患者の大部分は早期警告サイン陰性であるということです。感度，特異度がともに高い（100％に近い）評価方法は，再燃の有無を判定しうる有用なツールとみなせます。

また，上記のデータをもとに，陽性反応的中度（EWS陽性だと再燃する確率）を計算すると，自己評価と客観評価の組み合わせで約76％，自己評価のみでも74％でした。ちなみに陰性反応的中度（EWS陰性だと再燃しない確率）は，自己＋客観評価で約84％，自己評価のみで79％でした。陽性反応的中度や陰性反応的中度は，母集団全体の再燃者頻度によって変動してしまうため，参考程度に留めるべきですが，的中度で比較しても，客観評価（つまり診察結果）とセルフモニタリングに大きな差がありませんでした。

このことは，EWSを用いた精神症状再燃の予測は，患者さん自身でも可能であり，セルフモニタリングが，再燃やその先にある再入院を防ぐ大切な方法であることを示しています。

EWSをわかりやすくまとめて，セルフモニタリング評価用紙としているのが，ESSです。看護学分野の先生が日本語版を作成していますが，残念ながら，日本での研究や臨床応用は進んでいません。今後の発展が待たれるところです。

早期警告サインが出たらどうするのか？

では，早期警告サインが出たらどうするのかを考えてみましょう（図2-4）。まず前提として，患者自身のEWSを把握して，その進み方を理解しておく必要があります。その方法には，Card Sort Exerciseと，Time Line Exerciseというやり方があります。これについては，後でくわしく説明します。

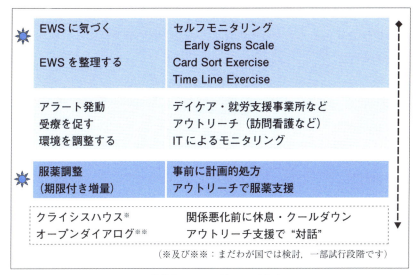

図2-4 早期警告サインが出たらどうするのか？

　自分のEWSを，週に1回セルフモニタリングしていく中で，万が一EWSが現れてきたならば，アラートを発動します。つまり，SOSをどのように出すかということを決めておくのです。『EWSが表れて，SOSを出したら，どのようにしよう』というプランも前もって決めておきます。これをクライシスプランと言っています。特に，長く精神科に入院していて，いろいろな精神症状が残っていて，まだ不安定さもある方が，退院して生活の場に戻ったときには，クライシスプランをしっかり立てて，自分にとってのEWSは何なのか。EWSの何が生じたら，SOSを出して医療機関に早めに受診するか，どの支援者と相談するかを前もって決めておいて，安心して退院生活に臨んでもらうようにします。

　患者さんが自分から病院に早めに来ることが難しい場合はアウトリーチや訪問看護で患者さんの自宅に医療スタッフが出向いて，在宅でEWSをチェックして，受療を促したり，ストレスコーピングを行ったりします。

こういった方法を，IT を使って行う試みもあります。たとえば，スマートフォンの中にアプリを入れて，週に 1 回自分の体調をボタンなどを押して確認し，早めの外来受診を促したりします。

千葉大学精神医学教室では，IT を使ったモニタリングと訪問看護を組み合わせた CIPERS という方法を開発して，注目されました[19]。この仕組みでは，アラートの元になる一覧表のようなものがあります。「眠れますか？」「食べられていますか？」「気持ちはどうですか？」といった質問に 5 択で答えられる簡単なものなのです。そして「毎日眠れていない」という選択をすると，何らかの計算処理がされて，アラートが出るようになっています。しかしそのプログラムの仕組みに外国の特許がかかってしまっていて，その中身の演算式を確認することができません。そのため，残念ながら今では研究としてはいったん終了となっています。

ちなみに，この CIPERS の研究の元となったプログラムはイタレプス：ITAREPS といって，チェコスロバキアの精神医学の先生と，その友人の数学者が協力して作ったものです[19]。このプログラムを世界中で用いて，たくさんの情報を集め，ディープラーニングで，コンピュータに学習させてより精度を上げるような取り組みを世界各国に展開しています。

EWS に気づいて，SOS のアラートが出て，受療を促した後，どうするのか。その際の服薬の調整のやり方についても，決められたプロトコルが発表されています。これは患者さんと話し合って，事前に少し余分に薬を処方しておき，アラートが出て薬の付け足しを勧めるという判断になったならば，その薬を定期薬に追加して飲むというやり方です。期限付き増量法というやり方で，後に少し触れます。

それから，クライシスハウスというものがあります。イライラが募ってしまって，家族と一緒の方だと家族との間で口ゲンカになってしまい，トラブルが生じやすくなることがあります。さらにケンカがエスカレー

トし，トラブルが増えてしまうことが多いものです。このようなやりとりの中で，余計なストレスがかかると，はっきりとした症状として再燃しやすくなりますので，少し関係が悪化してトゲトゲしさが出てきた初めの頃に，互いに離れて休息し，いったんクールダウンするような場所を提供する必要があります。それを"クライシスハウス"といいます。クライシスハウスは何泊か宿泊することもできますが，日本ではこの仕組みに診療報酬の裏付がないため，現実に導入するのは難しいという問題があります。

　そこで，現状では，宿泊とまではいきませんが，デイケア・デイナイトケアを臨時に利用してもらい，日中ゆっくりと過ごしてもらう等の工夫をする場合もあります。

　それから，もっと新しいものとしては，『オープンダイアローグ』という考え方があります[20]。これは，精神症状が悪化する手前のところで本人の家に行って，家族のほかに，本人の友人や近所の人たちなども交えて，ゆっくりと対話するというやり方です。精神科再入院期間を減らせたり，服薬に頼らずに危機を乗り切れたという魅力的な研究報告がフィンランドで発表され，世界中で関心を集めています。現在日本でもこの導入に熱心に取り組んでいる方々がいます。

　このようなさまざまな方法で，EWSが出た後も，患者さん，当事者の方をフォローアップする仕組みを作って，再入院を防いでいくことが大切で，入院治療から外来・訪問支援にシフトしつつある我が国の精神科医療にとって，とても重要なテーマとなっていくでしょう。

 再燃を特定するその人固有のサイン

　私が日々の外来で行っているのは，セルフモニタリングと服薬調整です。具体的なやり方を説明します。

　まず，再燃を特定するその人固有のサインをどうやって見つけ出すの

かということですが，Card Sort Exercise というやり方があります。EWS はパターンとしては大体決まっています。「眠れなくなる」「イライラする」「おやつの量が増えた」「たばこの本数が増えた」。そのようなことがいろいろ書かれている 40〜55 枚程度のカードから，その患者さん自身の再燃前の感情・思考・行動変化の体験に当てはまるカードを選んでもらいます。用意されたカードに当てはまらないその人独自の体験がある場合は，予備のカードに書きこんで自分用のカードを作ってもらいます。これは千差万別です。たとえば，「目の前がまぶしく感じられるようになる」と，その 2 週間後に幻聴がひどくなるという方もいます。患者さんは個々人で特有の体験をもっています。それらを聞き流してしまうのではなく，患者さんが知らず知らずに身につけた EWS として尊重し，カードを作るのです。

　カードが集まってきたら，今までを振り返ってもらって，最初のときの変化から，再燃（再入院）に至るまでの直前の変化まで，時系列に並べてもらいます。並べた後はクリップで止めると，その人独自の EWS のカードができあがります。これを外来の患者さんと一緒に作って，再発兆候を日々モニターしてもらいます。これが，Time Line Exercise です。最近の学生さん達は使わなくなったかも知れませんが，文房具屋さんにある英語の単語帳がちょうど使いやすいでしょう。患者さんのポケットにも入りますので，外来のときに持ってきやすくなります。「先生，この 5 番目までのカードのところまでいったけど，自分で工夫して，散歩などの時間をちょっと増やして，家で母親と顔を合わせる時間を減らしたら悪くならないで済みました」というような話題が外来で出てくるようになります。

　Card Sort Exercise，Time Line Exercise は，非常にシンプルな方法ですが，患者さんにとっても取り組みやすい実感を持っています。試してみていただければと思います。

表2-3 EWSが出た時の薬剤調整[19, 21~24]

症状悪化時のみの間欠的な処方は成功しない
EWS発生後，維持処方に一定期間増量
維持量に上乗せする量は，＋20％
3～4週間後までこの用量で継続

* この方法が成り立つのは，
　　維持量が最大量でなく増量の余地がある場合
　　第二世代抗精神病薬が主剤である場合

早期警告サインが出た時の薬剤調整（期限付き増量法）

　EWSが出たときに，どのように薬を調整したらよいのでしょうか（表2-3）[19, 21~24]。前提として，症状が悪くなったときだけ薬を飲むという処方では再燃を防ぐことはできないというのは明らかになっています。ですから，定期処方をきちっと飲んでいただいたうえに，さらに一定期間増量するというやり方になります。

　EWSが発生した後，通常定期処方で出している維持処方に上乗せします。その量というのはプラス20％です。たとえば，risperidoneを4mg～5mgを定期の維持療法として飲んでいる方の場合は，プラス20％ですから，1mgを上乗せするというやり方です。上乗せした量で約1ヵ月間はその用量で継続してもらうと，再発再燃を防げたという研究報告が複数出ています[19, 21~24]。

　ただしこの方法が成り立つのは，増量の余地がある場合です。最大量まで飲んでしまっている場合は，それ以上の上乗せができません。いかに維持処方のときに余裕のある処方量にしておくかということに，この方法の成否はかかっています。

　そして，このやり方が成立するのは，錐体外路系の副作用が少ない第

二世代抗精神病薬が主な薬である場合です。古いタイプの薬を目いっぱい使っている方にさらに上乗せした場合は，副作用のほうが問題になることを念頭におかなければいけません。

　増量に関しては，上記のような制限がかかりますが，"20％1ヵ月間増量"という比較的シンプルな方法でやりすごせるということは，魅力的な解決策の1つであると思います。

第3章

抗精神病薬の
ほどよい処方量を考える

 薬にはちょうどよい量がある

　前章で，増量の余地のある量で維持量を決めておいたほうがよいというお話をしました。そこにもつながりますが，特に維持期，安定期において，どのくらいの処方量で抗精神病薬を飲んでもらったらよいのか，続けたらよいのかということを考えたいと思います。

　医療関係者にとっては当たり前のことかもしれませんが，薬にはちょうどよい量があります。

　図3-1は模式的なグラフですが，横軸は用量で，左から右に行くほど用量が多くなります。縦軸には効果あるいは副作用の大小を取ってあり，上に行けば行くほど効果あるいは副作用が大きくなります。

　薬理作用というのは，用量が少ないところからだんだんと効果が上がってきて，S字を描いてある一定の用量を越えると効果が頭打ちになります。同じく副作用，有害作用に関しても，用量が少ないときは当然ほとんどの副作用は少ないのですが，だんだんと用量が増えていくと副作用が増えてきて，ある程度のところまでで出尽くしてしまうことになります。

　薬の有用性というのは，効果である薬理作用と，副作用である有害作用を合わせたものになります。有用性とは副作用も加味した薬の臨床的なパワーだと思ってください。有用性はある程度のところでピークを迎

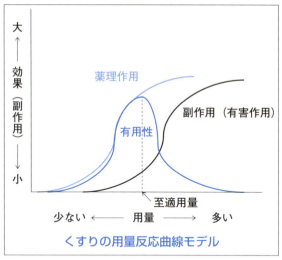

図3-1 薬にはちょうどよい量がある

えて、その後は副作用が出てきてしまうので、山形のラインを取ります。有用性で見たときに、一番バランスがよい、効果が最大で副作用が相対的に少なくなる、山の頂点の用量を至適用量と呼んでいます。バランスが最も適した用量ということです。

いかに患者さん個々人にとっての至適用量を探していくかということが、安定期の薬の処方の計画としては特に大事なテーマになるわけです。

 抗精神病薬の処方量を知る

抗精神病薬の処方量を知るために、等価換算という考え方があります。今日本では20種類以上の抗精神病薬があります。それぞれの薬の強さを比較したいとき、ある目安がないと比べられません。その目安になるのが、等価換算値という概念です。

わが国で今一番使われているのは、chlorpromazineという最も古いタイプの抗精神病薬を基準にしたものです。Chlorpromazineでいうと

何 mg に相当する量かということで，それぞれの薬の強さを言い表します。それを chlorpromazine（CP）換算量，換算値と言っています。

等価というのは，同等の効果が期待できる量と考えられています。

この CP 換算量が，現在のところ，薬の切り替えや用量設定の目安として使われています。もちろん，必ずしも chlorpromazine だけが基準となっている訳ではありません。Haloperidol，risperidone を基準にする場合もあり，研究論文によってはいくつか別の抗精神病薬を基準の薬にしているものもあります。わが国では，一般的に chlorpromazine を基準に考えており，CP 換算量をもとにした等価換算表というのが最も広く用いられています。

 等価換算表の見方

その一部を抜粋したのが表 3-1 です[25〜27]。

等価換算値というのは，計算のときに使う係数だと思ってください。

見方としては，基準である chlorpromazine 100mg に相当し，同じ効果が期待できるのは，aripiprazole で言うと 4mg，olanzapine で言うと 2.5mg，下へ行って risperidone だと 1mg，haloperidol だと 2mg というように考えるということです。

 CP 換算量の計算方法

CP 換算量の計算方法を示します。

A という薬の CP 換算量を求めたいときは，

薬 A の処方量 ÷ 等価換算値 × 100

という計算で答が出ます。

表3-1 等価換算表の見方[25~27]

抗精神病薬の等価換算（内服薬）一部抜粋		
一般名（一部抜粋）	商品名の例	等価換算値
Chlorpromazine	コントミン	100
Aripiprazole	エビリファイ	4
Olanzapine	ジプレキサ	2.5
Quetiapine	セロクエル	66
Clozapine	クロザリル	50
Paliperidone	インヴェガ	1.5
Blonanserin	ロナセン	4
Perospirone	ルーラン	8
Risperidone	リスパダール	1
Haloperidol	セレネース	2
Chlorpromazine100mg を基準として，その効果に相当する各薬剤の用量を示す		

たとえば，エビリファイ12mgのCP換算量は，

「12÷4×100＝300mg」です。

同じくジプレキサ10mgのCP換算量は，

「10÷2.5×100＝400mg」です。

では，エビリファイ12mgとジプレキサ10mgの両方を飲んでいる患者さんの場合は，どのように計算すればよいのでしょうか。これはシンプルに，それぞれの薬のCP換算量を足し，

「300+400＝700mg」になります。

では，エビリファイ12mgとジプレキサ10mgの両方を毎日飲んでいる方，CP換算量で700mgという量は，一体多いのでしょうか，少ないのでしょうか。安全に使い続けてよいのか，それとも気をつけなければいけない，何らかの工夫をしなければいけない量なのでしょうか。これが大きな疑問になります。

表3-2 わが国の抗精神病薬多剤大量処方の実際
（2010-2013の発表データから）

多剤併用されている統合失調症入院者	63%[28]
CP換算1,000mg以上の大量処方	30%以上[28]
3剤以上の多剤併用	42%[29]
4剤以上の多剤併用	20%[29]

 わが国の抗精神病薬多剤大量処方の実際

　わが国の抗精神病薬多剤大量処方の一つの例を示します（表3-2）[28,29]。入院している統合失調症の方で，2剤以上抗精神病薬を使っている方は63％に及んだということです。CP換算量で1,000mg以上の大量処方に至っている方が3割以上います。そして3剤以上の多剤併用の方が42％，4剤以上の方も20％いるということで，わが国の多剤大量処方の現実を示しています。

 心循環系突然死と抗精神病薬用量の関係

　こういった抗精神病薬の多剤大量処方には，どのような点で問題があるのでしょうか。
　抗精神病薬の多剤大量処方が，患者さんの心循環系の突然死と関係があるらしいという報告が次々に発表されています。
　図3-2は，2009年に外国で出されたデータですが，左側のグラフは定型抗精神病薬（古いタイプの抗精神病薬）を使っている患者さん，右側は非定型抗精神病薬（新しいタイプの抗精神病薬）を使っている患者さんで，両者を比較しているものです[30]。
　棒グラフの左から，CP換算量で100mg未満の低用量の方たち，100～299mgの中等用量の方たち，300mg以上の高用量を使っている方たちとい

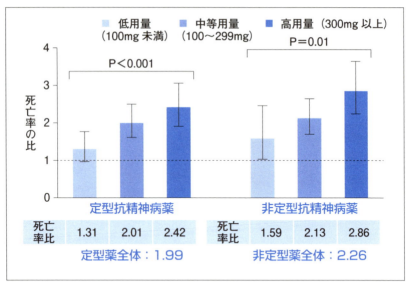

図3-2　心循環系突然死と抗精神病薬用量の関係 30)

う3つのグループに分けています。縦軸には死亡率の比を取っているのですが、こういった薬を飲んでいない方の死亡率を1としたとき、どれくらい死亡率が増えるのかを比較しているグラフです。

見ての通りで、低用量、中等用量、高用量と飲む薬の量が増えるにしたがって、死亡率が高まるという結果です。この傾向は、古いタイプの薬でも新しいタイプの薬でも同じで、死亡率の比は用量に依存して高くなっていくというデータが得られています。

身体の動きに対しての副作用は、新しいタイプの薬である非定型抗精神病薬のほうが、古いタイプの薬である定型抗精神病薬よりも少ないと言われています。しかし、心循環系の突然死という問題で見てみると、両者に大きな差はありません。むしろ、新しいタイプの薬のほうが、古いタイプの薬よりも死亡率の比が高く出ています。そういうショッキングなデータが発表されているわけです。

ただし、注意しなくてはいけないのは、このデータのもとになった患

者さんたちは，必ずしも統合失調症の方だけではなくて，認知症の方もたくさん含まれているということです。ですから，もともと高齢の方で心循環系の突然死のリスクが高い方が含まれていたという批判もなされています。

統合失調症の死亡率の高さ

統合失調症の方の死亡率の高さを整理してみます。

一般人口における死亡率と比較してどうかということが調べられています。一般人口における死亡率との比較を，標準化死亡比（standardized mortality ratio：SMR）と言います。実際に観察された死亡数÷一般人口の死亡率から導いた期待死亡数です。

SMRというのは，さまざまな調査やメタ解析をしてみますと，一般人口に比べて2～4倍くらいの死亡リスクが統合失調症の方にはあるというデータが出ています[31]。ただし，その中身を見てみますと，自殺によって統合失調症の方が死亡するリスクが，一般人口に比べて8～30倍と非常に高いわけです。自然死のリスクの中にはいろいろな病気での死亡のリスクも含まれるのですが，それは1.3～2.9倍であるということです。そのうち，心疾患による死亡のリスクは，1.1～3.9倍となっています。この心疾患死亡リスクは，年齢が上がるにつれて有意に増えていきます。統計的にはっきりと増大していくということがわかります。

それに対して，自殺死亡リスクは追跡開始後最初の5年に集中していて，長く観察しているとだんだん減っていきます。このように，数値の振る舞いに違いがあるということがわかります。

別の計算式で出してみますと，一般人口に比べ13～30年，統合失調症の方は寿命が短いということも知られています。その超過死亡原因の1位（20～30％）は心血管疾患による死亡です。

心循環系の突然死の背景には

　心循環系の突然死の背景には，どのようなことがあるのでしょうか（表3-3）[32,33]。

　突然死と関連が疑われる副作用としては，死亡に至るような不整脈につながる心電図異常が挙げられます。特に，心電図上のQTc間隔の延長が見られるケースが突然死と関連があると言われています。抗精神病薬の量で言うと，CP換算量で1,000mg以上を毎日飲んでいる人だとこの心電図異常が起きやすい，そして多剤になるほどQTcの間隔が伸びていくということもわかっています[32]。

　もう一つ心循環系の突然死の背景として関連が疑われる副作用は，深部静脈血栓症や肺塞栓症です。肺塞栓症は，足の太い静脈などに血栓ができて，それがふとした拍子で血中を飛んで心臓から入って肺の血管を詰まらせてしまうという怖い病態です。それも，chlorpromazine換算量で600mgを超えると起きやすいという抗精神病薬との関係が示されています[33]。

　これらの副作用については，抗精神病薬の種類ではなく，処方量や数に関係しています。古いタイプの薬，新しいタイプの薬に違いはなく，新しいタイプの薬でも注意が必要で，むしろ新しいタイプの薬のほうがより注意が必要になります。なぜならば，体重増加や肥満も，このような心循環系の臓器障害に関与していますので，体重増加や肥満がより起きやすい薬では，それだけ重なってリスクが高まるからです。

 ### 抗精神病薬と静脈血栓塞栓症のリスク

　抗精神病薬と静脈血栓塞栓症のリスクについては，英国525ヵ所の診療所のデータベースを用いて，大規模に調べられています。調査対象は，

第 3 章　抗精神病薬のほどよい処方量を考える　61

表 3 - 3　心循環系の突然死の背景には [32, 33]

突然死と関連が 疑われる副作用	抗精神病薬処方量との関係
心電図異常 （QTc延長・不整脈）	CP 換算 1,000mg 以上で 起きやすい 多剤になるほど延長しやすい
深部静脈血栓症・肺塞栓症	CP 換算 600mg を超えると 起きやすい

＊これらの副作用については，抗精神病薬の処方量や数に関係
＊定型薬，非定型薬の違いはない（非定型薬でも注意が必要）
＊体重増加や肥満も影響している可能性がある

抗精神病薬服用者で静脈血栓症を発症した 25,532 名です [34]。

　そこでリスク要因として浮かび上がったものは，「抗精神病薬処方の
タイミング」です。2 年間以上抗精神病薬を飲んでいる方は，そうでな
い方に比べ 32％リスクが上がります。それから，3 ヵ月以内に新しい薬
を処方した方は，15％リスクが上がります。つまり，長く飲んでいて，
何らかの精神症状の変化で新しい薬が加わって 3 ヵ月くらい経ったとき
が，非常に危険性が高いということが言えます。

　そのほか，薬剤の種類によっても差があります。第一世代薬よりも第
二世代薬のほうが危険性が高く，高力価よりも低力価のほうが危険性が
高くなります。これらの薬は，身体の動きを悪くする錐体外路系の副作
用でいうと安全性の高いタイプの薬なのですが，静脈血栓症のリスクの
観点でみると安全性が逆転してしまうということに注意しなければいけ
ません。

　投与方法でも，単剤よりも多剤を使っているほうが血栓症のリスクが
高まりますし，経口薬よりも注射薬のほうがリスクが高まります。

　このような薬による要因のほかに，統合失調症の方のさまざまな身
体・社会的な背景も影響してきます。たとえば，身体を動かさなくなっ
て，不活発になって長く寝たきりになってしまったり，あるいは身体拘

表3-4 心血管疾患危険因子の併存率[35]

危険因子	統合失調症 併存率（％）（相対危険率）	双極性障害 併存率（％）（相対危険率）
肥満	45〜55（1.5〜2）	21〜49（1〜2）
喫煙	50〜80（2〜3）	54〜68（2〜3）
糖尿病	10〜15（2）	54〜68（2〜3）
高血圧	19〜58（2〜3）	8〜17（1.5〜2）
脂質異常症	25〜69（≦5）	23〜38（≦3）
メタボリック シンドローム	37〜63（2〜3）	30〜49（1.5〜2）

束を受けて動けない状態にさせられる場合，血栓症のリスクは高まります。統合失調症の方は一般人口に比べ喫煙率が高いのですが，喫煙もリスクの1つです。それから，肥満の問題や認知症が合併していたり，社会経済的に低階層の方，つまり生活困窮している方でも，この静脈血栓症のリスクが高まります。このように，必ずしも薬だけを取り上げることはできません。統合失調症の方が持っている心理社会的な背景も含めて予防を考えていく必要があるわけです。

心血管疾患危険因子の併存率

では，統合失調症ではない疾患，双極性障害と比べてみるとどうなのでしょうか（表3-4）[35]。

結論から言うと，肥満，喫煙，糖尿病，高血圧，脂質異常症，メタボリックシンドロームなどの心血管系の病気の引き金となる危険因子の傾向は，統合失調症の方でも双極性障害の方でも内在していることがわかりました。統合失調症の方だけではなく，双極性障害の方も注意しなければいけないということです。

表3-5 抗精神病薬を安全に使うために（文献36）より筆者作成）

> **米国精神医学会：賢い薬剤選択キャンペーン**
> **抗精神病薬使用上の注意［禁止］リスト**
> 1. 適切な初期評価と継続的モニタリングなしで処方
> 2. 同時に2種類以上，抗精神病薬を定期処方
> 3. 認知症の周辺症状に対して，第一選択として処方
> 4. 成人の不眠症に対して，第一選択として処方
> 5. 精神病性障害以外の子ども・思春期への第一選択

◆ 抗精神病薬を安全に使うために

では，どのように注意すればよいのでしょうか。

2013年に米国精神医学会は，賢い薬剤選択キャンペーンの一環として5つの「抗精神病薬使用上の注意（禁止）リスト」を発表しました（表3-5）[36]。

1番目は，適切な初期評価と継続的モニタリングなしで処方することは禁止というものです。

2番目は，同時に2種類以上，抗精神病薬を定期処方するのは禁止。

3番目は，認知症の周辺症状に対して，第一選択として処方するのは禁止。認知症の方は，単に物忘れが進行するだけではなく，そうしたいろいろな変化に本人が対応できなくて，怒りっぽくなってしまったり，幻覚が見えたり，妄想的になったりということがあります。そういうものを周辺症状と言っていますが，それに対して第一選択として抗精神病薬を使ってはいけないということです。

4番目は，成人の不眠症に対して，第一選択として処方するのは禁止。眠剤代わりに容易に使ってはいけないということです。

5番目は，精神病性障害以外の子ども・思春期への第一選択として使うのは禁止。統合失調症の若年発症で10歳前に発症する子どももいま

す。はっきりとした統合失調症の症状であれば注意しながら使うことは必要ですが，それ以外の病気なのに容易に抗精神病薬を使ってはいけないということです。これは発達障害や双極性障害の子どもに，抗精神病薬が容易に使われる傾向があり，それに対しての注意喚起という背景があると言われます。

ただし，双極性障害や発達障害に関しては，最近いくつかの新しいタイプの抗精神病薬で処方の適応が我が国でも通りましたので，常に新しい情報を把握しながら，見直していく必要があります。

 適切な初期評価と継続的モニタリング

抗精神病薬を安全に使うために，1番目として「適切な初期評価と継続的モニタリングなしで処方」してはいけないということを述べました。それについて，もう少し詳しく説明したいと思います（表3-6）[36, 37]。

適切な初期評価とは何でしょうか。まず身体に問題がないか。今までの既往歴は？　本人だけでなく，家族に糖尿病や不整脈の家族歴がないか。心理的な要因や家族関係，生活環境，飲酒，喫煙歴などを初診の時によく確認しましょうということです。

日本の場合，大学でしっかり予診や研修を受けた先生方は，このあたりのチェックはおそらくルーチンとして行っているかと思います。当たり前の診療姿勢であっても，あえてこのように明示して注意を喚起するというのが大切かも知れません。

そして，特にわが国において注意していかなければいけないのは，適切な継続的モニタリングを行うということです。これは，忙しい外来診療では，つい疎かになってしまうことがあるからです。

処方用量・効果と副作用の検討は，日々の診療で行っていると思います。手が震えていないか，ちゃんと歩けるか，話し方はどうか。そういった身体の筋肉，運動機能をしっかり診る。神経学的な診察も丁寧に行

表3-6　適切な初期評価と継続的モニタリング[36, 37]

『適切な初期評価と継続的モニタリングなしに，患者に対して抗精神病薬を処方してはならない』	
適切な初期評価	◇ 身体・環境・心理的要因をよく調べる ◇ 既往歴は？ ◇ 代謝性・心血管系疾患の家族歴の確認
適切な継続的モニタリング	◇ 処方用量・効果と副作用の検討 ◇ 運動機能や神経学的な診察をする ◇ 体重・腹囲・Body Mass Index ◇ 血圧・心拍数 ◇ 血糖値・脂質代謝系血液検査

うということです。

　そのほかに，体重や腹囲，Body Mass Index を調べます。これは待合時間に患者さんに自分で行ってもらってもよいかもしれません。血圧や心拍数も，待合室に自動血圧計があれば，こちらから言わなくても気にする患者さんは自分で計って，結果を報告してくれることもあります。

　そして，血糖値や脂質代謝系の血液検査を定期的に行うということが非常に大事になります。ただし，どのくらいの間隔でこの検査をしたらよいのかという結論はまだ出ていません。これらの数値を上げやすい薬剤を処方している患者に対しては，検査結果に異常がない場合でも，3ヵ月に1回程度は血液検査を行うことが望ましいと考えます。もちろん，臨床症状や体重増加があったり，検査結果に異常値が認められる場合は，もっと頻回に施行する必要があるでしょう。

 検査はいくらかかるの？

　検査の必要性を患者さんに説明すると，「検査代がもったいない」とか，「今お金の持ち合わせがないので」と断られてしまうことがあります。表3-7のような表を作って，外来に置いておき，患者さんに理解・

表3-7 検査はいくらかかるの？[38]

検査項目		点数	1割負担	3割負担
心電図	12誘導	130点	130円	390円
採血検査	血液生化学	93～117	93～117	279～351
	血算	21	21	63
	HbA1c	49	49	147
	小計	163～187	163～187	489～561
合計（円）			293～317	879～951

◎心電図と採血検査で，1割負担の方は約300円前後，3割負担の方は1,000円弱

納得してもらっています[38]。

　公費負担で，1割負担の方ですと，心電図と採血検査をしても300円前後で収まります。「牛丼1杯食べる分でいろいろな項目がチェックできます」と患者さんには説明しています。3割負担の方は1,000円前後です。1,000円というと予備のお金を持ってこない患者さんも結構います。外来の医療費プラス交通費，ぎりぎりで受診している方もいますから，なかなか難しいのですが，そういう場合は「次の回に必ずやるので1,000円プラスしてもってきてくださいね」とお願いしています。

　かかりつけの内科などがあって，そこで検査している方や市の検診を受けている方は，「そのコピーを次回持ってきてください」とお願いすることもあります。

抗精神病薬の減量・単純化の方法例

　実際に薬の量・種類が複雑になってしまい，抗精神病薬がchlorpromazine換算で1,000mgを超えてしまっているときに，そのまま見過ごしてモニタリングだけしていればよいのでしょうか。もちろん，そん

なことはありません。

特に安定期に入っている状態であれば，なんとか薬を整理して減薬を試みるのが，外来薬物治療の大きな目標になります。

抗精神病薬の減量や単純化の方法は，今まで経験則によっていました。しかし，現在，日本の研究者や臨床家が開発した抗精神病薬の多剤大量投与の是正法である"SCAP法"という減薬メソッドが注目されています[39, 40]。

まず，できるだけ減量し，続いて単純化していって，さらにできれば単剤化を目指すという段階的な目標を立てて実行します。うまくいくかどうかの一番のポイントは，減量はゆっくり行うということに尽きます。減量速度が成功の秘訣であるということです。

他にも，いろいろ細かなやり方があります。たとえば，一度に2つの種類の薬の減量を同時に行わない。いったん減量して，少し経ったら小休止をおいて，次の減量計画まで2週間以上待つといったテクニックです。

安全確実な減量スピードはいろいろ検討されました。低力価薬では，減量スピードは1週間にchlorpromazine換算量で25mg以下のゆっくりとしたスピードで行います。減量の最大上限量は50mg。高力価薬の場合はそれよりは速く，1週間で50mg以下の減量スピードで行います。減量の最大上限量は100mgです。

いずれにしても非常に少ない量でゆっくりゆっくり減らしていけば，減薬に成功する率が高くなるということです。

高力価薬の減量速度表を表3-8に，低力価薬の減量速度表を表3-9に示します[39]。

高力価薬というのは，少ない量でもD_2受容体を抑える力がある薬です。同じく低力価薬というのは，D_2受容体を遮断するためには，たくさんの量を飲まないといけない薬です。

表3-8 減量速度表（高力価薬）[39]

一般名	主な商品名	最大許容減量速度（mg/週）	最大許容減量量（mg）
Perphenazine	ピーゼットシー 等	5	10
Perospirone	ルーラン	4	8
Aripiprazole	エビリファイ	2	4
Blonanserin	ロナセン	2	4
Olanzapine	ジプレキサ	1.25	2.5
Haloperidol	セレネース 等	1	2
Paliperidone	インヴェガ	1	2
Risperidone	リスパダール 等	0.5	1

表3-9 減量速度表（低力価薬）[39]

一般名	主な商品名	最大許容減量速度（mg/週）	最大許容減量量（mg）
Chlorpromazine	コントミン等	25	50
Levomepromazine	レボトミン等	25	50
Zotepine	ロドピン等	16.5	33
Quetiapine	セロクエル	16.5	33
Propericiazine	ニューレプチル	5	10
Sulpiride	ドグマチール等	50	100
Sultopride	バルネチール	50	100

SCAP法の効果

　こういったSCAP法に基づいて，ゆっくりとした減量を進めていきますと，101名中75名がこの減量計画を最後まで続けられたということです。当初この試験に登録したときにCP換算量で1,000mgを超えていた患者さんたちが，終了時には800mg以下に薬の量を減らすことがで

表3-10 SCAP法の効果[40]

抗精神病薬投与	CP換算量
登録時	1,027（±294）mg
終了時	794（±305）mg
差	233mg

SCAP法により，抗精神病薬減量を試みた101名中，75名が減量を完了できた

きました（表3-10）[40]。

その差は233mgです。劇的に減らせるものではないとも言えますが，1,000mgを超えている量から800mg以下に減量ができたというのは，副作用の面から言うと非常に意味があると思います。

それでは，この800mgくらいになった人がさらに量を減らせるのか。それは現在，長期の検討に入っていて，その結果が待たれるところです。

ただし，このようなさまざまな取り組みでも，減薬が困難な場合があります。それには2つの理由があります。1つは離脱症状が出てしまう場合です。薬をやめたときにさまざまな身体への反応が出てしまって，それが苦しくて薬を戻してしまう。やめられない状態になってしまうということがあります。

2つめは，ドパミン過感受性の問題があるということです。

 離脱症状の出現

離脱症状というのは，薬剤を切り替えるときの初期，長くても数週の間に起こる，主に身体の反応です。

今まで投与されていた薬剤を減量・中止すると，早い人では2時間後，多くは1〜2日後くらいに離脱症状が始まります。

離脱症状には，まず抗コリン性離脱を挙げます。抗コリン作用が含ま

れている薬を急にやめてしまうと，悪心や嘔吐，下痢などのお腹の症状が急に出てきます。患者さんは具合が悪くなったと勘違いして，「調子が悪くなったので薬をまた元に戻してください」と言ってくることがあります。

それから，リバウンドアカシジアといって，薬を減らしたのにかえって錐体外路症状が強く出てしまう場合もあります。足がガクガク動いてしまって，足踏みしてしまったり，落ち着かない気持ちになったりするというようなことが離脱症状として出てきます。特に，高力価薬と抗コリン薬を同時に中止した場合に顕著に出ることがわかっています。そのため，薬を減らすときには，ゆっくりゆっくり減量しなくてはいけないということになるわけです。

抗コリン性離脱は，低力価薬のほうが高力価薬よりも出やすいという性質があります。低力価薬には，抗コリン作用を持っている薬が多いためです。それで低力価薬を減らすときには，より少ない量で慎重に減らすという注意が必要になるわけです。

 ドパミン過感受性

ドパミン過感受性というのは，慢性の統合失調症の方の22〜43％が該当すると言われています[41]。

初期の抗精神病薬の治療では精神症状はかなり改善するのですが，再発するたびに薬の効きが悪くなって，同じ量では効かなくなってくるというのが特徴です。増量が必要になり，治療効果がはっきり出てくるまで長い期間が必要になってきます。

その間に脳の中では何が起こっているのかというと，D_2受容体の過感受性が生じています。つまりD_2受容体の感度が上がってしまい，ドパミンが少し増えただけでも激しく神経細胞が興奮するような仕組みに変化していると考えられています。

ですから，抗精神病薬のわずかな減量や1日程度の服薬中断，些細なストレスでも，ドパミン神経系が過剰興奮し，その結果，容易に精神病症状が再燃してしまうようになるわけです。

　ドパミン過感受性を持った方は，精神症状が再燃しやすいという特徴のほかに，"遅発性ジスキネジア"という副作用も生じやすくなります。遅発性ジスキネジアは3ヵ月，6ヵ月と薬を続けて使っていくと，口をモグモグさせてしまうとか，舌が奇妙な動きをしたりという，自分では止められない不自然な動きが出てしまう錐体外路系の副作用です。主に口の周りとか顔のあたりに出ることが多いのですが，手に出ると手が勝手に動いてしまったりとか，足に出ると上手に歩けなくなる等，日常生活が非常に不便になります。また，見た目も奇異な印象を受けてしまいますので，患者さんにとっては大きな悩みのもととなります。

　現在のところ，適切な治療法はまだ確立していません。なかなか治りにくいというのが，この遅発性ジスキネジアの特徴です。これもドパミン過感受性を示す大きなサインであると言われています。

 ## ドパミン過感受性が作られるメカニズム

　ドパミン過感受性が作られるメカニズムは図3-3のように考えられます[41]。病態生理としては，長期の過剰なD_2受容体の遮断があると，それに対して生体の反応としてD_2受容体の数が増えてしまうのです。受け皿がたくさんありますから，ちょっとしたドパミンの量の増加でも神経の興奮が強まってしまいます。これをドパミン過感受性がつくられたといいます。

　そのような神経の変化に，ストレス要因をはじめ，薬をやめてしまう，減薬してしまうといった誘発要因が加わり，精神症状，とくに陽性症状が悪化してしまいます。症状を抑えるためにさらに処方量が増え，ますます過感受性が強まります。これが繰り返されていく中で，治療に対し

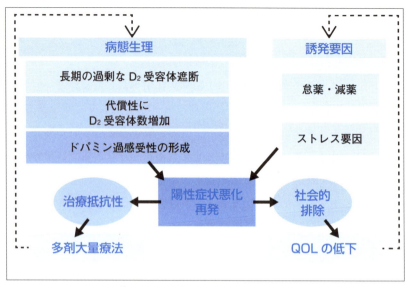

図3-3 『ドパミン過感受性』が作られるメカニズム [41]

て薬が効かなくなる治療抵抗性ができて，多剤大量療法になるという悪循環に入ってしまいます。

　また，陽性症状が悪化して，再発再入院になって家族との関係がこじれてきますと，だんだんと社会的な排除に陥ることになります。家族との縁が切れて，病院に長く入院し，本人を支援するよい人間関係も少なくなって，ますますQOLが低下して，それが本人のストレスを増やしていく。こちらのほうも同じように悪循環になっていきます。

　ドパミン過感受性のメカニズムを，神経細胞レベルで見てみましょう（図3-4）。シナプスにおける抗精神病薬の働きとしては，ドパミンが出て過剰な情報伝達がなされたときに，抗精神病薬がD_2受容体に結着してフタをして，ドパミンが受容体に入らないようにします。そのことで，適度な情報伝達がなされるようになるわけです。

　しかし，長い間抗精神病薬がこの遮断をしてしまうと，遮断の力が強すぎてしまい，代償性にD_2受容体の数が増えてしまうのです。これは

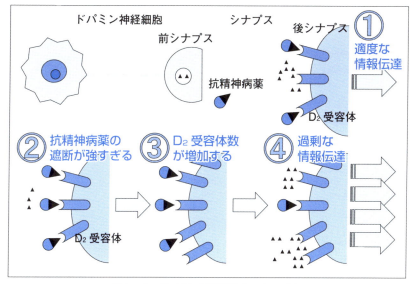

図3-4 ドパミン過感受性のメカニズム

ネガティブフィードバックと言いますが，生体がもともと持っている性質です。そこに，何らかの理由で抗精神病薬の"フタ"が減ったり，あるいはストレスが増えて，ドパミンの量が増えてしまうとどうなるでしょうか。D_2受容体の数が多くなっていますから，当然ドパミンが受容体に結着する回数が増えて，過剰な情報伝達を生じ，幻覚や妄想として現れるわけです。

 ドパミン過感受性に対しての減薬方法は？

では，一度形成されてしまったドパミン過感受性をどのようにすれば元に戻していけるのでしょうか（図3-5）。これについてはまだ研究段階のものもありますが，1つはドパミンD_2系を介さずに抗精神病作用を持つclozapineへの切り替えが挙げられます。ただし，clozapineの使用は，日本ではCPMSというモニタリングシステムによって厳密に規

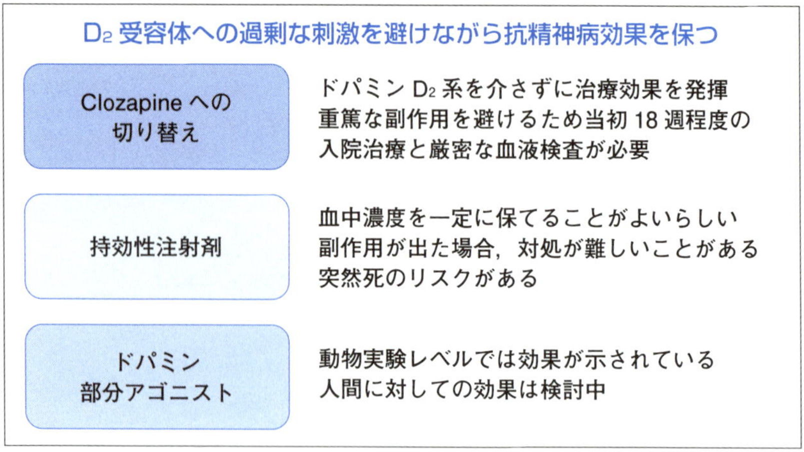

図3-5　ドパミン過感受性に対しての減薬方法は？（研究段階）

定されていますし，最初の導入18週間程度は入院から始めないといけません。それから，1〜2週間に1回という非常に頻回な血液検査も必要になります。ですから，ドパミン過感受性を持ったすべての患者さんにclozapineを使えるわけではありません。

　また，私たちが使える薬としては，持効性注射剤があります。これは，血中濃度をある程度一定に保てることが良いらしいと考えられています。半面，筋肉注射ですから筋肉の中に入ると取り出すことができませんので，副作用が出たときの対処が難しいということがあります。持効性注射剤では，突然死の問題も（正確に言うと薬との因果関係はどうなのかといういろいろな議論はありますが）マスコミでも話題になっています。このように，メリット，デメリットがあるということです。

　ドパミン部分アゴニストといって，ドパミンの受容体に対して完全にブロックしてしまうのではなくて，部分的に神経伝達をすることができる"部分アゴニスト"という仕組みを持った薬を使うとよいという研究もあります。私たちが現在，処方箋として使える薬として，aripiprazoleがこれにあたります。動物実験レベルでは効果を示しているのです

が，人に対しても同じような効果が得られるのか，知見の蓄積がなされつつあります。

 ◆ どうやって最適な処方に調整するか？

　では，どうやって最適な処方に調整するか。図3-6は私が提案している当事者向けのパンフレットから抜粋したものです。
　精神科薬の多くは，当事者からの声を頼りに調整します。「飲み心地，不愉快な副作用など，遠慮なく教えてください」「数や種類や服用時間で気がかりはありませんか？」「医師に言いにくい場合は，薬剤師・看護師・心理士・ピアサポーターに言ってください」「メモに書いてきてもらっても構いません」。
　このようなことが書かれたものを外来で渡したり，患者さんへの心理教育の資料にして関心を呼び起こしたいと考えています。
　ただし，これを外来の短い時間でやり取りすると，患者さんも面食らってうまく答えられず，時間だけがいたずらに過ぎてしまうこともあります。このようなパンフレット，あるいは講習会などで説明して，アンケートを取ったりして，なるべく患者さんの正直な気持ちを引き出していきたいと思っています。
　処方側（医師）と飲み手（当事者）との薬を巡る率直なキャッチボールをしていくことが，よい薬を見つけるコツなのだということをあらためて強調したいと思います。
　次に，実際の患者さんの症例をご紹介します。処方変更を拒む方たちへの減薬の例です。

 ◆ 処方変更を拒む方への減薬例

　医師が患者さんに，薬を減らしましょうと言っても，「ああ，それは

> ◆**精神科薬の多くは，当事者からの声を頼りに調整します**
> > ➤飲み心地，不愉快な副作用など，遠慮なく教えてください
> > ➤数や種類や服用時間で気がかりはありませんか？
> > ➤医師に言いにくい場合は，薬剤師・看護師・心理士・ピア
> > 　サポーターに言ってください
> > ➤メモに書いてきてもらっても構いません
> ◆**処方側（医師）と飲み手（当事者）との薬を巡る**
> 　**率直なキャッチボールがよい薬を見つけるコツです**

図3-6　どうやって最適な処方に調整するか？

いいですね。ぜひ減らしてください」と言ってくれる方もいますし，「絶対変えないでくれ，動かさないでくれ」とおっしゃる方もいます。このあたりの薬に対しての思いというのは，患者さんによってさまざまです。

　ですが，一度減らすことを決めて実行し，身体が軽くなったとか，便秘が治ったとか，患者さんがよい体験を自覚し，自覚的改善感が得られると，その後はスムーズに進むことが多いといえます。

　以下に減薬の事例を紹介します。

　1例目の方は，55歳男性です。薬も安定し，病状も安定しているので，2ヵ月に1回通院すればよい状態になっていました。しかし，日常生活を聞いてみると，1日15時間以上寝ていました。幻聴はかすかになっていて，妄想や副作用はありませんと本人は言います。しかし，1日15時間以上寝ているという不活発さ自体が，本当は副作用なのです。患者さん自身は副作用として感じていなくて，病気になってしまったのだからしようがないと思っていたわけです。

　薬を見てみますと，かなりたくさんの処方がなされていました。Haloperidol 12mg，nemonapride 12mg，chlorpromazine 300mgという3種類の抗精神病薬が出ていて，CP換算量でいうと1,167mgになっていました。眠剤，抗コリン薬，下剤も使っています。

この方は，外来に来るときはすごくおしゃれで，古着ショップに行ってトレーナー，ジーパンの古着を買ってきて，外来で1回も同じ服を着てきたことはありません。常に新しい服を着ていて，おしゃれに非常に関心を持っています。そして，着古したものはフリーマーケットに出して売ったりしています。いずれは出店したいとの希望も持っています。

「そういうことがもっとできるようになるには，1日15時間寝ているともったいないですね」という話から入って，薬を慎重に，haloperidolで言うと1ヵ月に0.5mgずつ減らしていきました。結局，2年間かけて，haloperidol 6mg 1日2回（CP換算量300mg）分服 +ramelteon 1錠に減らしました。この方の場合は，処方量を4分の1くらいにできました。

2例目の方は，48歳男性で，たくさんの病院を渡り歩いていて，当院を受診した方です。「薬でふらついて頭を打ってから調子が悪い」と，常に同じ内容の訴えを繰り返していました。しかし，「処方を変更しましょうか」と減薬を勧めると，いつも強く拒否するという方でした。

複雑な処方になっていて，olanzapine 30mg，risperidone 9mg，levomepromazine 100mgということで，CP換算量で2,200mgも処方され，眠剤，抗コリン薬，下剤も併用されていました。

よくよく聞いてみますと，高齢の父親と一緒に暮らしているのですが，薬を一度変更したときに，本人の病状が非常に不安定になって暴れて父を殴ってしまい，長期入院になっていたのでした。そうしたエピソードから，父親が薬の変更を嫌っていたことがわかりました。

そこで，父親を外来に呼んで説明し，同じようにゆっくりゆっくり減らして，現在は pariperidone 9mg+olanzapine 20mgで，CP換算量で1,400mg。2剤併用でまだ1,000mgを超えていますが，2,200mgから1,400mgにしたという段階です。

3例目の方は，51歳女性で，1ヵ月に1回の通院になっています。専

業主婦で，主婦の仕事はこなしています。立ちくらみが多いけれども服薬はそのままがよいといつも笑顔で話をされます。私も笑顔で感謝され，「薬もそのままでいいです」と言われると，『あえて変える必要もないかな』と考えていました。

　処方は，haloperidol LAI（特効性注射剤）100mg／月，haloperidol 18mg，levomepromazine 150mg。CP換算量で1,380mg。眠剤や抗コリン薬，下剤もたくさん使っていました。

　あるとき，便秘の訴えで，腹部X線を撮ったら，腸閉塞に近いような状態でした。お腹がパンパンに張っている状態です。これは薬のせいだということは明らかですし，このままだと巨大結腸症になってしまって危険だと考えました。

　内服は中止し，毎週，場合によっては週に2～3回ほど来てもらい，精神科の外来で下剤の調整を行って，なんとか腸閉塞を治療しました。

　薬をなくしてしまいますと，不眠になってしまいます。それで，幻聴が再発したため，内服薬で眠剤のnitrazepamを10mg少量復活させました。現在は，筋肉注射100mgを月に1回，CP換算量で480mgと眠剤だけで，ほかの飲み薬は一切中止してもまったく問題なく暮らしています。

　このように，特に安定している患者さんは薬の変更を嫌がる方も多いのです。薬を変更しているときは通院間隔が毎週とか2週に1回とか詰めて通ってもらわないといけませんので，それが面倒臭かったり，日常生活が忙しかったりすると，「薬を変えなくていいです」ということになります。

　しかし，一見副作用がないように見えても，1例目の方のように1日15時間以上寝てしまっているのに副作用という自覚がなかったり，あるいは3例目の女性のように，「副作用もないからこのままの薬でよい」と言うのですが，突如として腸閉塞に近いような所見になってしまうこ

表3-11 まとめ：安心して使うための5つのポイント

1. 治療段階によって治療方法・薬の種類や量が異なることがある
2. 抗精神病薬は副作用パターンで使い分ける
3. SCAP法は主治医との相談のもとに
4. 抗精神病薬を安全に使うためには採血・心電図検査を受けることが大切
5. 急な減薬・薬の中断による離脱症状や精神症状の悪化（ドパミン過感受性）のリスク

とがあります。このような急変や生活機能低下があるので，安定しているときでもチャレンジして，できる限り薬は減らしていくというのが今の私の考えです。

今までは精神症状が安定している方は，減薬せずにそのまま様子を見ましょうという指導をしたこともあったのですが，現在では，安定しているときこそ減薬のチャンスです，と患者さんに説明するようにしています。

まとめ：安心して薬を使うための5つのポイント

安心して抗精神病薬を使うための5つのポイントを整理しておきました（表3-11）。まず，治療段階によって治療方法・薬の種類や量が異なることがあるということです。当然，維持期は急性期よりも少ない量にすることにチャレンジできるかもしれません。

抗精神病薬は副作用パターンで使い分けるほうが現実的かもしれません。薬効よりは副作用のパターンのほうがはっきりとした違いがあります。

減量の方法として，今話題になっている SCAP 法はとてもよい方法だと思います。しかし，勝手に行うのではなくて，主治医との相談のもとに慎重に減らしていく必要があります。

　抗精神病薬をさらに安全に使うためには，定期的なモニタリングが大事です。わが国の外来診療では，採血・心電図検査を定期的に受けていただくことに対して，患者さんの理解を促すことも大切です。

　ただし，急な減薬や薬の中断をすると，離脱症状やドパミン過感受性による精神症状の悪化のリスクがついて回ります。これらのことを把握し，説明したうえで，処方計画を見直していくということが求められると思います。

第4章

抗精神病薬治療の
最適化と適正化

薬物療法における最適化と適正化

　さきほどの抗精神病薬をどのように減薬していくのかというテーマともつながっていますが，最適化と適正化について述べたいと思います。

　まず，薬物療法における最適化と適正化とは何なのかということを整理してみます。

　わが国の製薬メーカーの1年間の工業製品としての薬の生産額は，約6.8兆円です（「平成27年薬事工業生産動態統計年報の概要」より医薬品生産金額の推移）。では，6.8兆円というのはどれくらいの目安なのでしょうか。わが国の自動車の1年間の工業生産額が60兆円と言われています。その9分の1ということになります。

　このように，工業製品としてもメジャーなものを私たちは扱っているし，そのような企業とのやり取りが診療業務の中で日々行われているということを念頭におかなければなりません。

　中枢神経系に用いる薬は，どのような位置にあるのでしょう。図4-1を見ていただきたいと思います[42]。薬は，中枢神経系用薬や消化器系用薬など，いろいろ分類がなされています。中枢神経系用薬の中には，精神科で使うような抗精神病薬のほかに，抗てんかん薬や風邪薬などの解熱鎮痛剤も入っています。それも含めて中枢神経系用薬と言っているとご理解いただければと思います。

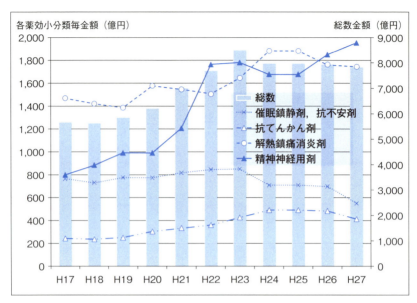

図4-1　中枢神経系用薬の生産金額（厚生労働省薬事工業生産動態統計年報より）[42]

　医薬品の薬効大分類別でみると，生産金額の1位は循環器官用薬（約1兆14億円）で，2位が中枢神経系用薬7,800億円です。
　図4-1は中枢神経系用薬全体の生産金額を示したグラフです。
　さらに，その内訳を小分類毎の折れ線グラフで見ていきますと，抗精神病薬や抗うつ薬など私たち精神科医が日々診療で患者さんに処方している精神神経用剤の伸びが著しいということが見て取れます。ちょうど平成20年と21年を境にして一気に伸びています。それまでは，中枢神経系用薬の中で解熱鎮痛消炎剤が断トツのトップでした。それが，平成21年から22年にかけて，私たちが使う精神神経用剤へとトップを交替したことになります。その後，1位と2位を行ったり来たりしてトップの座を争っていますが，平成27年には約1,970億円で第1位になっています。
　解熱鎮痛消炎剤は，病院やクリニックからの処方薬だけでなく，市販薬としても気軽に買い求めることができる薬です。それに対して，精神

神経用剤は一般の人が自由に買うことはできません。医師が診察し，処方箋を発行して，初めて手に入れることができる薬です。本来でしたら敷居が高いはずの薬が，今トップシェアになっているということは，いかに多くの人たちが精神神経用剤を飲んでいるのかということを示しているわけです。

　薬は，携帯電話やコンピュータ同様の工業製品であり，その中で精神科の薬が第2位の位置づけにある。そういった見方で一般の方たちは見ているのだということを，私たちは医療者として忘れがちです。精神科領域の特殊な薬で，特定の患者さんに必要な医療を提供しているというイメージです。しかし，一般の方からすれば，「このような規模の売り上げに関係するような工業製品が，自分たちのよくわからないところでやり取りされている」という見方が出てきても，まったく不思議ではないわけです。医療者は一般の方にもわかる薬の説明や薬の処方をしていかなければならない。そのことを知っていただきたいのです。

精神科薬物療法のパラダイム転換

　それに関連して，精神科薬物療法のパラダイム転換というのを意識しなければいけないと思っています（表4-1）[37]。

　これは，新しいタイプの薬が登場してきた1995～2000年前後と，処方の最適化が求められた2000～2010年前後の10年間，そして現在の適正化の概念が非常に重くのしかかってきている2010年以降という3つに，便宜的に時代を分けました。これは，私が勝手にそうしているわけではありません。医学中央雑誌のデータベースを調べて，「最適化」という言葉が出てくる論文がどの年代に集中するのか。「適正化」という言葉が出てくる論文がどの年代に集中するのか。それらを見てみますと，この2010年を境にくっきり分かれていました。それでこのような区分を提案しています。

表 4-1　精神科薬物療法のパラダイム転換[37)]

	新規向精神薬登場と 切替・拡大 1995 〜 2000 年前後	最適化 2000 〜 2010 年前後	適正化 2010 〜 2015 年以降
目標	従来薬との比較 副作用の軽減 有効性の追求 新たな治療標的 適応拡大	QOL 改善 効果最大化・ 副作用最小化 心理社会的療法との 統合・協働	均てん化・標準化 不適正な治療の規制 医療コスト削減
方法	EBM 評価尺度 統計学的手法 アルゴリズム導入 （マーケティング手法）	個別性の重視 処方切替 整理・減薬	正確で十分な情報 的確な診断・背景把握 添付文書等の規定遵守 副作用防止
関係者	製薬企業 薬理学者 医学者・医療者	医療者 当事者	医療者・当事者 製薬企業，経済学者 行政規制当局 市民・メディアなど

　最適化と適正化に焦点を当てて説明します。最適化の場合の目標とい
うのは，「患者さんの生活の質：QOL を改善する」「効果を最大化して
副作用を最小化するために，個別最適化を図っていく」，あるいは「個
別の患者さんに対しての心理社会的な療法と統合・協働していく」とい
うことです。各患者さんが希望する生活を，私たちがどのように支えて，
きめ細かな治療を計画していくのかという中で出てきた概念です。

　ですから，その方法論としては，個別性の重視や処方の切り替え，整
理・減薬など，いろいろ手間のかかった細かな方法を取って，一番よい
薬を合わせていくことになります。そこでは，処方する私たち医療者と，
その薬や治療を受けていただく当事者の方で共通の土台を持って，情報
を共有しながら，意思決定を共有していくという考え方でした。もちろ
ん，この考え方は今でも大切で，薬物療法のパラダイムとして現在もそ
の意義は失ってはいません。

　しかし，この個別性の重視があまりにも行き過ぎると，適用外の処方

が増えるかも知れません。あるいは疾病喧伝といいますが，これまでなら薬物治療が介入しなかったような方たちも医療の中に組み入れられて，高額な薬がたくさん処方されるような弊害も指摘されました。このような反省を元に，『適正化』という考えが新たに登場してきたのです。

　適正化は，治療の均てん化・標準化でもあります。『適正化』という言葉が語られるときには，『不適正な治療をどうやって規制するか』という規制当局の思惑も感じとれます。医療コストを削減する，副作用を出しにくい処方に標準化していくことなども目標になります。

　方法としては，正確で十分な情報をきちんと公開し，的確な診断・背景把握をし，添付文書等の規定を遵守して副作用を防止していく。また医療コストが著しく上がってしまうのをどのように抑えるかを考えていくということになるわけです。

　この動きに関係してくる人は，医療者や当事者だけではなく，正確で十分な情報を提供する側の製薬企業，医療経済学者も入ります。これは英国では如実ですが，治療ガイドラインの作成には，医療経済学者も関与するようになっています。それから，行政規制当局からのいろいろな考え方が反映されます。また，一般市民の方たちの薬や精神医療に対しての考え方，そしてメディアも無視することはできません。

　今までなら，目の前の患者さんにベストを尽くせばよいというような考え方でした。しかし，『適正化』の中では，薬に対して，そして薬を使った治療に対しての市民の厳しい眼差しに，どのように誠実に対応していくのかということも，私たちが取り組まなければいけない課題になっているのです。

医薬品副作用被害救済制度と適正化

　このように最適化と適正化というのは少しニュアンスが違うところがあります。そして，適正化の視点をもって，副作用を防いでいく取り組

みの一つとして，わが国で展開されている事業に，独立行政法人医薬品医療機器総合機構（PMDA）で行われている「医薬品副作用被害救済制度」があります。

　これがなぜ治療の適正化と絡んでくるのでしょうか。医薬品副作用被害救済制度は，本来は医薬品の副作用によって入院しなくてはいけなくなったり，身体を害してしまったりといった健康被害を受けられた方たちを，速やかに公的に救済するために作られた制度です。

　医薬品あるいは医療行為で不幸にして副作用が出てしまったとき，だれに責任があるのかを厳密に調べるのは非常に難しいことです。処方している医師は，善意をもとによくなってもらいたいと思って処方します。それでもなお副作用が出てしまったときに，被害を受けた方との間で，時間やお金もかかる不毛な係争関係にならないように，公的に健康被害をサポートしようという主旨でこの制度は作られました。

　この制度の創設は昭和55年5月1日で，いわゆるPMDA法という法律に基づく運用がなされています。

　法中に，「医薬品を適正に使用したにも関わらず発生した副作用により，重篤な（入院治療が必要な程度）疾病や障害等の健康被害を受けた方の迅速な救済を図ることを目的として医療費，医療手当，障害年金等の救済給付を行う公的な制度」と明記されています。

　この救済給付に必要な費用は，医薬品の製造販売業者がその社会的責任に基づいて納付する拠出金が原資となっています。

　ただし，救済の対象にならない場合があります。いろいろ書かれていますが，その一つに「不適正な目的や方法などにより使用したことによるものである場合」とあります。その場合は，副作用がいかに重篤なものであっても救済されません。薬の副作用が原因であることが明らかであったとしても，その使い方が不適正であった場合は，救済対象からはずれてしまうことがあるのです。

　本来この被害救済制度というのは，薬を飲んで副作用が出てしまった

当事者の方，被害者の方と，その処方をした医療側が不毛な対立抗争にならないようにすることをひとつの目的として作られたものです。しかし，"この使い方は不適正です"ということになってしまうと，当然その結果は申請した患者さんや家族に返されます。そのときに，患者さんや家族はどう思うでしょうか。医師を信じて飲んだ薬で，副作用が出てしまった。それはやむを得ないことだから，被害救済制度を使って少しでもサポートを受けようと思って，手間をかけて申請をしたのに，『この使い方は不適正でした』という結果で返ってくる。そうなったら，次にどういう手段に出るか。考えてみると大変不幸な状況が起きてくる可能性があるわけです。この不適正な目的，方法によって，救済対象にならないというリスクをいかに減らしていくのかということも，医療者が留意すべきことのひとつです。

　副作用被害請求件数／決定件数の統計があります。元になっているのは，PMDAで1年に1回発行している「平成26事業年度業務報告」です。PMDAのホームページからも手に入れることができます。最近は平成27年のものが出ていますが，大きな変化はありませんので，この図で見ていきたいと思います（図4-2)[43]。

　平成22～26年度の5年間で見たときに，副作用被害の請求件数は右肩上がりで増えているということが見て取れます。平成22年には1,018件だったものが，26年度は1,412件になっています。

　決定件数というのは，支給決定となった件数と不支給となった件数と両方を合算したものだと思ってください。平成26年は，それが1,400件ありました。そのうち「これは明らかに薬の副作用であり支給しましょう」と決定した件数が支給決定件数で，平成26年は1,204件です。残りは中途取り下げや不支給になったものですが，中途取り下げはほとんどありませんので，大部分は不支給になったものが，ここの差として出てきているわけです。

　不支給のことは後で触れます。まず，支給決定された件数で，この5

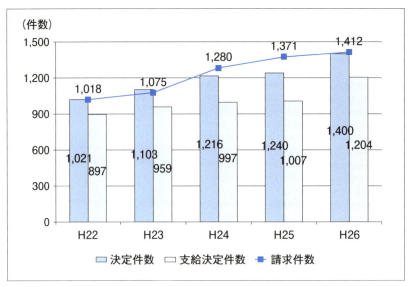

図4-2 平成22〜26年度副作用被害請求件数／決定件数[43]

年間を総まとめにし，その原因薬は一体何なのかを調べたものがあります（図4-3）[43]。

平成22〜26年度に支給決定した5,064件の原因薬，延べ9,074品目を集計したものです。件数と品目で差が出ているのは，1つの請求案件の中でも原因薬を調べてみると2剤，3剤，4剤あるというように複数のことがあるからです。それで延べ品目は件数よりも多くなります。

この9,074品目の内訳を見てみると，そのうちの31％の2,785品目が中枢神経用薬であったことが示されています。以下，抗生物質製剤，ホルモン剤と続きます。2位の抗生物質製剤が11％ですから，私たち精神科がよく使う中枢神経用薬が2位と比べ3倍近く多い断トツの1位です。

その中枢神経用薬の中をさらに細かく小分類で見ていくと，解熱鎮痛消炎剤が10％と一番多く，ほぼ近接して抗てんかん剤が9％，精神神経用剤が6％，鎮静剤，抗不安剤が2％と続きます。抗てんかん剤，精神神経用剤，鎮静剤，抗不安剤というのは，私たちが精神科の臨床で日々

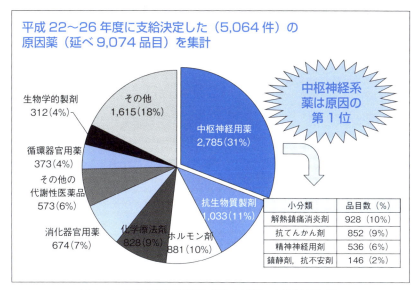

図4-3 副作用原因医薬品 薬効中分類・小分類内訳[43]

患者さんに処方している，つまり精神科でよく使っている薬です。これら4種を合わせると全部で17％になり，小分類で見ると私たち精神科医が使っている薬がもっとも副作用の原因薬としては多いというデータになります。

では，どのような健康被害が申請されているのでしょうか（図4-4）[43]。

1番は，「皮膚および皮下組織障害」。いわゆる皮膚障害です。皮膚の副作用として申請が上がったケースが43％。それに続いて「神経系障害」が16％と続きます。

この1位と2位に関して，さらにその内訳を詳しく見てみますと（表4-2）[43]，まず1位の「皮膚および皮下組織障害」では，多型紅斑がトップ。過敏症症候群（DHIS［いわゆる薬剤アレルギーです]），それから中毒性表皮壊死融解症（TEN），次いで皮膚粘膜眼症候群（SJS［これはスティーブジョンソン症候群と言います]）が僅差で続いています。特に後2者は，場合によっては全身の皮膚がはがれてしまって，感染症

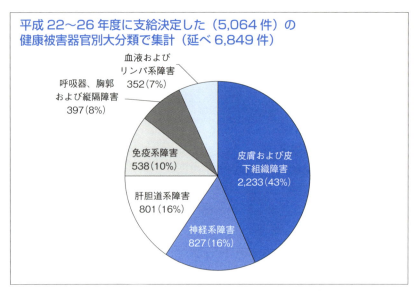

図4-4　副作用による健康被害：器官別の内訳[43]

を起こして死亡してしまうケースも出ている非常に重篤な皮膚障害です。

　この原因内訳を見てみますと，抗てんかん剤が18.8％でトップでした。精神科でよく使う薬が，この第1位の副作用の原因薬のトップに位置しているのです。

　そして，副作用の2位である神経系障害を見ていくと，低酸素脳症が19.5％，それに続いて悪性症候群が7.6％で続きます。このように抗精神病薬の副作用としてよく知られているものが上位に登場します。

　その原因薬は，半数近くが精神神経用剤です。つまり，私たちが日々診療で使っている抗精神病薬や抗うつ薬が問題となってくるのです。

　このように1位，2位の副作用の原因薬として見ても，私たちが精神科臨床で使っている薬が主要因であることがわかります。しかし，精神科医が使う薬がこういった副作用の原因になるのだということを，医療現場ではどれだけ自覚しているでしょうか。まだまだ十分とはいえない面が大きいのではないかと思います。『精神科の薬というのは，副作用

第4章　抗精神病薬治療の最適化と適正化　91

表4-2　各器官別副作用の内訳と原因薬[43)]

皮膚および皮下組織障害	
内訳	比率
多型紅斑	25.9%
過敏症症候群（DHIS）	24.3%
中毒性表皮壊死融解症	12.8%
皮膚粘膜眼症候群（SJS）	12.7%
その他	24.3%

小分類	比率
抗てんかん剤	18.8%
解熱鎮痛消炎剤	14.9%
抗生物質	9.8%
消化性潰瘍用剤	6.8%
その他	49.7%

神経系障害	
内訳	比率
低酸素脳症	19.5%
悪性症候群	7.6%
その他	72.9%

小分類	比率
精神神経用剤	45.6%
局所麻酔剤	5.2%
ワクチン類	4.6%
X線造影剤	3.8%
その他	40.8%

自体が多いけれども，死ぬような副作用は少ない』というのが，先輩から何となく教わってきた薬のイメージです。そういうイメージは，若い先生方にもまだあると思います。確かに，新しいタイプの薬になって，目立つ副作用は少なくなり，格段に処方しやすくなったと実感します。悪性症候群も命に関わる高熱が出たり，筋肉が壊れたり，意識障害を伴う副作用ですが，新しいタイプの薬では確かに減ってきています。そういったことで，何となく全体的に精神科医が扱う薬の安全性が高まったような気がします。しかし，このように副作用被害の統計を取ってみると，そのような安全神話は幻想であることがわかります。

　より問題なのは，不支給決定された理由です（図4-5)[43)]。平成22～26年度の5,980件中，不支給決定されたのは904件ありました。全体の15％にあたります。

　ここから，『不支給』とされた904件を取り出し，どういう理由で不支給決定になったかというのを見てみますと，1番は「医薬品により発

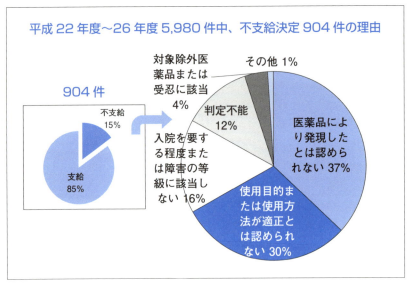

図4-5 不支給決定理由[43]

現したとは認められない」というもので37%ありました。つまり、申請はしたけれども、これは医薬品との関係はなく、別の病態によって起きたものだと判断されたというものです。薬の影響ではなかったと判定されたということです。

2番目に注目してください。「使用目的または使用方法が適正と認められない」が30%ありました。ここを問題視しなくてはなりません。つまり、薬の副作用として確かにあったのですが、薬の使い方が悪かったので支給されないというケースが3割もあったということなのです。

その内訳は示しませんが、使用方法が悪くて不支給になってしまった原因薬剤は全部調べられています。そのトップは精神科医にとってポピュラーな気分安定薬です。その薬の使い方が添付文書の使い方から逸脱しているために、不支給件数が増えてしまっている面があるのです。

PMDAでは、こういった統計のほかに、薬との因果関係が考えられる死亡例が出たときには、"緊急安全性情報"や"安全性速報"を発出

しています。抗精神病薬や抗てんかん薬、私たちが精神科領域で使う薬においては、この制度ができてから4つのレターが上がっています。

2002年4月と11月には、ジプレキサ、セロクエルという抗精神病薬で糖尿病が悪化して、昏睡状態になり、死亡したケースが報告されたために、イエローレターと言う"緊急安全性情報"が出されました。その後、2014年4月に同じく抗精神病薬のゼプリオンという筋注薬での死亡症例の報告例が多かったために注意喚起ということでブルーレターと言う"安全性速報"が出ています。そして、2015年2月には、抗てんかん薬であり、気分安定薬としての効能効果も取得しているラミクタールによって重篤な皮膚障害が報告され、かつ死亡例が出たために安全性速報が出ています。

中枢神経領域の薬では、この4種類が特に副作用に注意しなくてはいけない薬として報告されているということを付け加えておきます。

 適正な薬物療法とは？

それでは、この薬物療法が適正か不適正かというのは、どのようなポイントで見ていくのでしょうか。

薬物療法が適正であるというのは、2つの視点でとらえています。

1つは、「適正目的」です。添付文書における効能効果にきちんと記載されている疾患や病状に対して使っている場合は、適正目的として見なされるということになります。ただし、これには例外もあります。ガイドラインでは明らかに推奨しているのですが、日本の添付文書では効能効果に入っていないものもあるのです。このような矛盾は、個別最適化という観点では、患者さんにデメリットを与えてしまうことにもなりかねません。

この矛盾の取り扱いは非常に微妙な判断になります。承認を受けた使い方あるいは対象疾患や対象の症状に対して、厳密に従っていないと適

正目的とは言えないということにはなるのですが，それだけでは患者さんを助けられない状況が出てきてしまうおそれがあります。私たち臨床医は，学会基準のガイドラインを読み込んで，適応外であることを患者・家族に伝えたうえで，なぜその治療を勧めるのか，丁寧に説明したうえで同意を得る必要があります。現実的には医師の裁量の幅を広げて判断しています。

　適正の考え方の2つ目の視点は，「適正方法」です。これは，用法・用量・禁忌・使用上の注意を順守しているかどうかということが挙げられます。増量・減量の方法などを細かく規定している場合もあり，そういった用量設定もきちんと守らないといけないということです。また，必要な検査をしてくださいということが，薬の添付文書に書かれている場合は，それに則って検査も行う必要があります。この検査の実施というのが，うっかり漏れやすいのです。用法・用量はしっかり守っているのですが，適切な時期での検査あるいは継続的な検査が疎かになってしまう場合，トータルとして不適正と見なされることがあります。

　向精神薬で取り上げると，lithium や抗てんかん薬は，定期的な血中濃度を測定しなければなりませんし，第二世代抗精神病薬で定期的な血糖値の測定というのが添付文書に記載されていますので，このことを意識しなければなりません。ただし，どれくらいの間隔で血中濃度を取ったらよいのか，血糖値を測定したらよいのかという定まったものはありません。3ヵ月に1回くらいは努力目標として採血検査，測定をするという見解があります。しかし，実際患者さんに3ヵ月に1回ずつ採血した場合，「もう嫌です，やめてください」と嫌われてしまうことも多くあります。1年に2回くらいが限界の方もいらっしゃいますので，このあたりをどのように患者負担や現実的運用に則して行っていくのかというのは，まだまだ課題が山積しています。

第4章 抗精神病薬治療の最適化と適正化　95

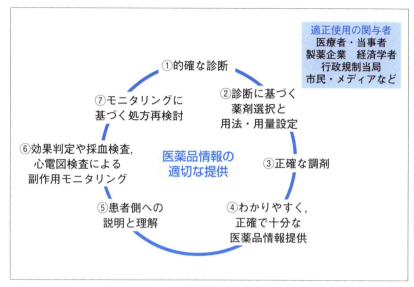

図4-6　まとめ：医薬品の適正使用サイクル[44,45]

◆ まとめ：医薬品の適正使用サイクル

　まとめになります。医薬品の適正使用サイクルという図で整理してみましょう（図4-6）[44,45]。医薬品の処方適正化は，医師の工夫や患者さん側の努力だけで達成できるものではありません。製薬企業や行政規制当局，さらには市民も含めて，適正化を進めていく必要があると私は考えています。

　どのように的確な診断を行い，診断に基づく薬剤選択と用法・用量設定を行っていくのか。どのように正確な調剤を行っていくのか。そして，わかりやすく，正確で十分な医薬品情報をどのような形で提供していくのか。患者側への説明と理解，効果判定や採血検査，心電図検査による副作用モニタリングと，そのモニタリングに基づく処方再検討，といった一連のサイクルを回していくことが大切になります。

市販の薬でも添付文書はついてきますので，ご覧になった方もいると思います。非常に小さな字でわかりにくく，見ても何のことかさっぱりわからない。あるいはどこを読めば適切な使い方がわかるのか，非常にわかりにくいものです。

　本章の冒頭で，医薬品は1つの工業製品であるということを述べました。こういう点で見ると，携帯電話やパソコン，IT機器の説明書は段々とわかりやすく，高齢の方でも子どもでも使えるようになってきています。また，携帯電話を買いに行くと，お店の人が丁寧に教えてくれたり，わからなくてもその後聞きに行くと，ただで使い方をその場で教えてくれたりします。

　しかし，医薬品の情報に関しては，添付文書があるだけで，さらに細かくわかりやすく教えてくれる人が，今医療関係者以外にはいるでしょうか。それから，わかりやすい資材を私たちはどれくらい持っていて，患者さんや家族に提供できるように準備しているでしょうか。

　このようなことを考えると，添付文書の非常にわかりにくい表現も含めて，いろいろな工夫の余地があると思っています。医薬品あるいは医療に関係して，特に精神科医療に関する一般の方たちのヘルスリテラシー※をどのように向上していくのか，啓発していくのか。医薬品に関わる関係者の新たな課題になっているのです。

※ヘルスリテラシー：疾患への理解・管理・予防についての知識

第5章

統合失調症者の妊娠・出産を どのように支援するか？

 統合失調症者の出産の年次推移

　第5章で話題にするテーマも抗精神病薬や治療の発展と無縁な話ではありません。今まで私たちが使っていた抗精神病薬は，D_2受容体への遮断作用が非常に強いために，プロラクチンというホルモンが増えてしまうという副作用が，どの薬にも少なからずありました。プロラクチンというホルモンは，偽妊娠状態をつくり，生理を止めてしまうことがあります。生理が止まってしまいますと，当然妊娠ができません。

　統合失調症の方に対しては，「お子さんをもつのはあきらめてください」と説明した時代もありました。しかし，古いタイプの薬から新しいタイプの抗精神病薬に切り替わり，プロラクチン上昇の副作用が少ない薬が中心になってきて，統合失調症の方でも適齢期の女性の場合は，妊娠・出産が可能になりました。しかし，妊娠・出産・子育てをしたいと考えている統合失調症の女性の方たちを支援するような体制は，まだまだわが国でも世界的にも不十分です。

　そういう中で，統合失調症の方の妊娠・出産をどのようにとらえ，支援をしていくのか。これからの大きな支援課題であることを強調したいと思います。

　以下に示すようなデータは日本にはほとんどなく，どうしても外国の文献をもとにしてのお話になってしまうことをお断りしておきます。

表5-1　統合失調症者の出産の年次推移[46]

カナダ　オンタリオ州の15 ～ 49歳の女性のデータベースから			
総出生率：GFR General fertility rate	15歳から49歳の女性1,000人あたりの出生率 Canada全体で，1.59（2013） by Central intelligence agency		
GFRの比較	ratio	95% 信頼区間	
2007 － 2009 年 Sz / 1996 － 1998 年 Sz	1.16	1.04 – 1.31	
2009 年 Sz / 非 Sz	0.41	0.36 – 0.47	
1996 年 Sz / 非 Sz	0.30	0.25 – 0.35	
2009 年 20 － 24 歳 Sz / 非 Sz	0.93	0.70 – 1.22	
21世紀に入り，統合失調症女性の総出生率は増加。特に20代前半の増加が顕著			Sz：統合失調症

　まず，統合失調症者の出産が本当に増えているのかということを，統計からみていきたいと思います（表5-1）[46]。

　カナダ・オンタリオ州の15 ～ 49歳の女性のデータベースから取ったものです。15 ～ 49歳の女性1,000人あたりの出生率を総出生率（GFR）と言っています。このGFRの値の違いを過去と現在とで比べています。

　ちなみにカナダ全体でのGFRは，2013年で1.59でした。

　1996 ～ 1998年までの統合失調症の女性のGFRと，2007 ～ 2009年での統合失調症の女性のGFRを比較したときには，その比率は1.16で若干増えていますが，さほど驚くものではありません。

　妊娠可能な薬に切り替わったといっても，すぐには出生率に反映されていないのではないかと早合点したくなるのですが，もう1つの数値を見ていただきたいと思います。1996年における統合失調症の女性と，統合失調症でない女性のGFRの比を見ていきますと，0.30という値です。つまり，統合失調症でない女性に比べて，1996年時点では統合失調症の女性が出産する率は30％であったということです。このように，20世紀末という今からさほど昔でない頃でも，明らかに統合失調症の

女性が出産を経験することは少なかったと言えるわけです。

では，2009年にはこの数値はどのようになっているのでしょうか。統合失調症でない方と統合失調症の方のGFRを比べてみますと，その比は0.41と，いまだ後者の出生率が少なくはありますが，1996年と比べると11ポイント増えています。

この2009年の統計データをさらに細かく年齢階層別に見ていきます。表5-1の一番下の指標ですが，2009年で20〜24歳で区切って統合失調症でない方と統合失調症の方のGFRを比べてみますと，なんと0.93とほぼ同じ出生率となり，有意な差はここでなくなっています。

以上を要約しますと，1996年当時は統合失調症の方の妊娠・出産の機会は，そうでない健常の方に比べると3割くらいだった。それが2009年になると4割くらいに差が縮まったもののまだ大きな開きがある。しかし，20〜24歳という若い成人女性で区切って見てみると，両者の出生率にほとんど差がなくなったということが言えるわけです。これを，薬の進歩あるいは統合失調症の女性を支えるサポートシステムの改善の結果と手放しで喜んでよいものでしょうか？

 統合失調症妊娠はなぜハイリスクになるのか？（図5-1）

統合失調症の女性が妊娠しますと，大概の患者さんとその家族は，「薬を飲んでいると赤ちゃんに影響が出ませんか」と不安を口にします。患者さんの中には，薬を中断してしまったり，家族から服薬を止められたりすることもあります。服薬中断は，統合失調症の症状の再燃再発の最たる原因ですから，症状悪化が強く危惧されます。薬を妊娠初期でやめてしまうと，週数が進んでお腹が大きくなっていくごとに症状が悪くなっていきます。ちょうどお産を迎えるにあたって，身体のことにいろいろ気を配らなくてはいけない時期に，精神症状も非常に悪化して再燃し，精神科に入院するような事態につながるのです。

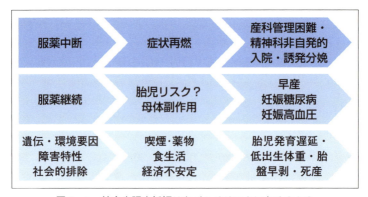

図5-1 統合失調症妊娠はなぜハイリスクになるのか？

　産科管理が困難になり，精神科への非自発的な入院に至ってしまい，精神科入院中に誘発分娩でお産を迎える。そのようなつらい状況も出てきてしまいます。

　一方，服薬をきちんと継続したとしても，いろいろな心配はついて回ります。胎児リスクについては，現時点では服用による大きな影響はないだろうという見解もあります。しかし，母体に対しての副作用はしっかりモニターしてコントロールする必要があります。

　母体への副作用から，早産になったり，妊娠糖尿病や妊娠高血圧の誘因になったりすることがあるためです。

　それから，統合失調症の生活機能障害や環境要因，社会的な問題もあり，それらが妊娠の安定度に強く影響してくることがあります。たとえば，喫煙習慣をやめることも難しく，妊娠中の禁煙を守れないことがあります。

　食生活も乱れがちで，バランスのよい栄養を取っていないことがあります。経済的な困窮やシングルマザーでパートナーの手助けが得られない，あるいは望まれない妊娠や家族とも絶縁している等，家族関係や経済生活の不安定さが背景にあります。このような社会環境要因も重なった結果として，胎児の発育遅延や低出生体重など，いろいろ産科的な合

併症をきたすことがわかっています。

　このような複合的な困難が統合失調症の方の妊娠にはあるにもかかわらず，今までの診療報酬制度下では，ハイリスク妊娠加算に精神疾患は該当しませんでした。産婦人科の先生方がこれだけ大変な思いをしても，診療報酬上の手当てがなされていなかったのです。

　平成28年度の4月からの改定において，ようやく精神症状を持っている妊婦に関して，ハイリスク妊娠加算，分娩加算がつくようになりました。他の身体疾患合併のハイリスク患者さんと同じような扱いを受けられるようになったということです。ただし，精神科に継続的に通院しているという限定条件があります。精神科医が協力してサポートしないと，このハイリスク加算を算定することはできません。

　そういうことでは，今まで以上に精神疾患の妊婦さんを通じて，産科，精神科がより協力関係の構築をしていかなければならない時代が来ています。

「統合失調症は遺伝するのですか？」の質問にどう答えるか

　統合失調症の方を娘さんに持つ親御さんや当事者の女性から外来で聞かれることに，『遺伝のこと』があります。

　「統合失調症は遺伝するのですか？」「遺伝したらかわいそうだから，子どもを産めない。あきらめます」と言われることもあります。本人たちは産みたいと言っても，親が「あんたは病気なのに，自分のことさえ満足にできないのにどうするの」「子どもにうつったらどうするの」と診察場面で親子げんかになることもあります。

　表5-2は，日本における統合失調症の遺伝率に関してのデータです[47]。

　お母さんなど片方の親が統合失調症だとすれば，その子が統合失調症になる確率は7～16％です。一卵性双生児の場合は大体5割。これは昔から知られていることです。それから，おじさん，おばさんだと，2

表5-2 「統合失調症は遺伝するのですか？」の質問にどう答えるか [47)

		発症率
第一度近親	片親	7 ～ 16%
	両親	45 ～ 50%
	同胞	8 ～ 14%
	一卵性双生児	40 ～ 48%
	二卵性双生児	10 ～ 17%
	子ども	5 ～ 13%
第二度近親	おじ／おば	2 ～ 5%
	おい／めい	2 ～ 5%
	祖父／祖母	3 ～ 5%
	半同胞	3 ～ 6%
第三度近親	いとこ	2 ～ 3%
	一般罹患率	1%

遺伝カウンセリングの利用

いでんネット
(http://www.idennet.jp/)

全国遺伝子医療部門連絡会議
(http://www.idenshiiryoubumon.org/)

～ 5％になります。

　このようなデータが上がっていますが，一般罹患率，つまり家族関係がなくても1％，100人に1人は統合失調症になることも知られています。このような数値をどのように解釈するかです。

　片方の親が統合失調症であっても，84 ～ 93％は統合失調症にはならないとも言えるわけです。この数字を患者さん，家族がどのように受け取るかは，彼女たちへの丁寧な説明と支援によって変わってくるかもしれません。ただし，私たち医療者としては，これをもって，だから妊娠はあきらめたほうがよいとか，だから産んだほうがよいというようなことは判断できないということです。

　そのような悩みの中にいる患者さんや家族には，「どちらを選択したとしても，その中でいろいろな心の不安や葛藤や苦労を持つことになる

でしょう。その選択を私たちは決められませんが、どちらを選択したとしても、それに合わせたお手伝いを最大限します」と言うようにしています。

実際は、出産後の育児を患者本人や夫のみで十分やっていけるのか、という不安がつきまといます。向き合わなくてはならないたくさんの課題があります。「さまざまな地域の福祉サポートを利用しましょう。もし育児が大変になったら、一時的に心身を休める手立てを考えましょう」と伝え、具体的な支援を計画します。

このように、今示せる最新のデータを説明し、支援を約束すると、患者さん、家族は大概は出産するほうに向き合います。それが良いのかどうかというのは、私は正直わかりません。その子どもたちが大きくなったときに、まったく発症しないと確約できるのかといったら、その自信はありません。ですが、『あるひとつの病気を持っているために、そのことで人生のいろいろな幸せをあきらめなくてはいけない』、『将来に渡って不幸が伝達する』、そのような考え方を患者さんや家族がしないで済むように、私たちはたくさんの努力をしていかなくてはいけないと思っています。

『統合失調症だけれども、あるいは自分の子どもが統合失調症になったとしても、この国では十分幸せに生きていける』、そういう社会を作ることが、私たちの究極の仕事の目標だと考えています。

 どのくらいの妊産婦が抗精神病薬を飲んでいるのか？

これも日本では全国的なデータがありません。今後、丹念に調査、検討していかなくてはいけないテーマだと思います。

2001年～2007年に米国で、585,615名の妊産婦を対象として、抗精神病薬を飲むとどのようなリスクがあるのかという調査が行われました[48]。

抗精神病薬を妊娠判明60日前から出産時まで継続していた方は何名

いたかが調べられています。妊娠の判定は，予定の月経が発来せず1～2週たった頃に検査薬で陽性となってわかることが多いので，60日前からというのは受精／着床時に既に服用していた可能性が高いということになります。その頃から薬を飲んでいて，出産時まで継続していた方の中で，非定型抗精神病薬を飲んでいる方は，4,223名（0.72％）。定型抗精神病薬を飲んでいる方は，548名（0.09％）でした。調査が行われた年代では，米国では抗精神病薬の主流が非定型薬に置き換わっていますので，妥当な数字だと思いますが，1％に満たないくらいの方しか続けて飲んでおらず，それ以外の大多数は妊娠途中で服薬をやめているということがわかります。

　疾患毎にみてみますと，この調査では統合失調症の方は13％とむしろ少数で，うつ病の方が63％，双極性障害の方が43％と多かったということです。これはいろいろな統計的なバイアスはあると思います。まず，統合失調症の方がこの調査にどれくらい参加していたのかということが一つあります。もともと統合失調症の方は，うつ病や双極性障害の方に比べると，結婚したり，あるいは子どもを持つ機会やモチベーションに到達しません。自分の生活障害をどうやってクリアするかだけで精一杯という方も多いかと思います。ですから，うつ病や双極性障害の方に比べると割合が少なかったというのも理解はできます。

　ただし，この結果から言えることは，うつ病や双極性障害の方の中にも抗精神病薬を飲んでいる方が多くいるという驚くべき事実です。米国では，抗精神病薬の抗うつ効果や，双極性障害における気分安定効果の適用を日本よりも早くから取得していたことが反映されている結果かと思います。

　では，抗精神病薬は，妊娠・出産にどのように影響してくるのでしょうか。

表5-3 抗精神病薬の妊娠・出産への影響一覧[49]

	流産	催奇形性	分娩・出産	新生児への影響
第一世代薬（定型薬）	―	2.0〜2.4%（一般人口3%と差はない）	早産は第二世代群より多い。低出生体重，胎児発育遅延は一般人口と変わりなし。	哺乳障害，傾眠，呼吸障害，振戦，筋緊張低下，易刺激性等の離脱症状や錐体外路症状
第二世代薬（非定型薬）	8.8%，13%一般人口と差はない	胎児の発生段階での有害作用はないよう 間接リスク ・体重増加 ・高血圧 ・子癇 ・妊娠糖尿病	薬剤によるリスク増加なし 統合失調症自体が，胎盤早期剥離や早産，胎児発育遅延のリスク要因	胎児発育過剰，低血糖，巨大児難産，骨折神経麻痺（MARTA系：多受容体作用抗精神病薬）

抗精神病薬の妊娠・出産への影響

表5-3は2012年の文献から表に示したものです[49]。

現在のところは，このようなことが専門研究者間のコンセンサスとなっています。

結論から言いますと，古いタイプの薬でも，新しいタイプの薬でも，催奇形性（妊娠中の胎児への発生段階でのリスク）が増すことはないと示されています。

第一世代薬でも第二世代薬でも，一般人口における催奇形性の3%と差はなかったという結果です。この結果から抗精神病薬は赤ちゃんへの催奇形性については，大きな影響はないだろうと考えられます。

では，分娩・出産に関してはどうでしょうか。第一世代薬を飲んでいたときの調査によっては早産が多いということが示されています。第二世代薬では薬剤によるリスクの増加はなかったというデータが出ていま

す。

　ただし，この分娩・出産に関しては，薬の影響よりも統合失調症の方自体がさまざまな身体管理の不十分さや生活環境の困難さを伴っていることが多いということが影響している可能性があります。先ほど述べたように喫煙がやめられない。生活が非常に困窮している。他者からのサポートを得られにくい。そういうことがあるために，分娩・出産の合併症のリスクが増加してしまうということです。薬による影響というよりも，この病気，それからこの病気を抱えながら厳しい生活環境の中でお腹の赤ちゃんを育てていかなければいけないという状況自体がリスクだということです。

　しかし，新生児への影響は無視できないものがあります。特に分娩時期にも服薬を続けている場合は，生まれた後の赤ちゃんが自分でなかなか哺乳がうまくできない。薬の影響でずっと寝ている。呼吸運動がうまくいかない。筋肉の緊張が低下して手足を元気よく動かさない。離脱症状で，刺激を与えるとびくびくしてしまう。このような影響です。さらに第二世代薬では，お母さんの血糖値を上げてしまい，糖尿病のリスクを増すおそれも考える必要があり，このような状態が慢性的に続いてしまうと，お腹の赤ちゃんの発育過剰となり，産道を通過できずに難産になったり，肩の骨折や脱臼をしたりするということが生じうるのです。もちろん，妊娠中は産科検診で継続的にエコー検査をしますから，分娩前に安全なお産となる対策がなされます。定期的に産科通院できていれば大きなリスクとは言えないかもしれませんが，このような注意点が第二世代薬（特にMARTA系と言われる抗精神病薬）にはあるということは覚えておきましょう。

　抗精神病薬を分娩の時期まで服用する場合は，新生児科や小児科の先生に事前に相談をして，赤ちゃんのフォローをし，出産後はNICU（新生児特定集中治療室）でしばらく児のケアをすることが一般的になってきています。

そういう点では，新生児科が分娩に際してスタンバイできる医療環境は，精神科医としては非常に心強いです。

産科の先生からは，「分娩・出産に関するリスクは自分たちが専門なので何とかできるが，精神症状については対応が難しいので，しっかりコントロールしてもらいたい」と言われます。「分娩の時期になったら，精神科に入院してそこで出産というわけにはいきません。産婦人科病棟に入院して，出産を迎えてもらわないといけないので，薬もきちっと使って欲しい」と言われることもあります。

抗精神病薬の妊娠中使用については，産科の先生方によって考え方にだいぶ違いがあるようで，「絶対薬を飲んではダメ」と言われたという話も聞きます。産科の先生方によっての考えの違いや，経験に基づくスタンスの違いがあろうかと思います。それぞれの経験や考えによってしまうと，なかなか共通の土台でディスカッションし，治療の共同計画を組むことが難しくなります。そのため，学会レベルのガイドライン策定の取り組みが必要です。

まとめますと，抗精神病薬の妊娠・出産への影響は，今のところは胎児奇形のリスクを上げることはなさそうです。しかし分娩までずっと薬を使い続けている場合は，「お母さんのお腹から離れて環境が変わることによって，薬の影響が出てしまうこともあるので，新生児科の先生や小児科の先生の協力もいただいて，産科，小児科，精神科で共同プランを考えていきましょう」と患者さんに伝え，理解を促すことが大切です。

臍帯血／母体血の各抗精神病薬剤移行

母体から臍帯血（胎児の血液）に移行する率は，各抗精神病薬で大きな開きがあります（図5-2）[50]。

たとえば，haloperidolですと，母体血から臍帯血に65.5％移行しました。Olanzapineは72.1％，quetiapineは24.1％，risperidoneは49.2％

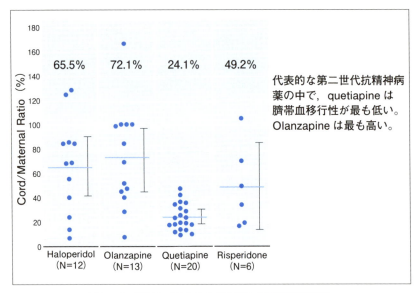

図5-2　臍帯血/母体血の各抗精神病薬剤移行率[50]

となっています。先ほど、どの薬も抗精神病薬は胎児奇形に対しての問題はないということを述べましたが、薬の移行率に関してはこれだけ開きがあります。どの薬を使っても奇形性の問題はないと出ていますが、なるべくなら赤ちゃんに移らない抗精神病薬のほうがよいので、私は切り替えが可能な精神状態であれば、quetiapine を第一選択と考えています。糖尿病の方には使えませんが、妊産婦さんにこのデータを紹介して、相談して処方しています。

服薬は中断すべきか、継続すべきか？

妊娠・授乳期に、服薬は中断可能でしょうか？　どのくらいの中断期間なら再発を防げるでしょうか？

この問いについては、妊娠・出産を考えている方の病状や年齢、身体背景によっても、一時的な服薬中止が可能か否かの判断が異なりますが

私は以下のように考えています。

1995年にまとめられた研究結果ですが，統合失調症（妊婦ではありません）の治療をしない場合の再燃率は，毎月11.0％という結果が報告されています。それに対して治療を継続している場合は，毎月3.5％と低い再燃率です[51]。しかし，この値をもとにすると，2ヵ月までは両者に有意な差はなく，3ヵ月後から明らかに治療をしない場合の再燃率が高まってくるのです。

適切な産科検診を受けている場合では，妊娠がわかる時期の約8週から15週ぐらいまでの期間である妊娠初期は，薬が胎盤に移行しやすく，ちょうど胎児の器官形成時期でもあり，できるだけこの期間は服薬を避けたいという気持ちもあります。

この再燃率のデータを援用するならば，妊娠初期の約2ヵ月間の服薬を一時中断して，妊娠中期に入ったら再開するという折衷案が成り立つかもしれません。

服薬への不安が強く，妊娠の全期間の服用を止めたいという妊婦・家族に対しては，上記の知見をもとに，「赤ちゃんの大事な臓器の形が作られる時期である妊娠15週ぐらいまでの間，一時中止をしてみましょうか」と期間を限定した服薬の一時中止を提案しています。もちろん，lithiumやバルプロ酸は妊娠全期にわたり影響を生じる可能性があり，あくまでも抗精神病薬に限っての提案です。

このように説明すると納得していただきやすく，薬を中断して症状が悪化する心配と継続して児への影響が出るのではないかという心配との間で生じる葛藤を緩和することができると思います。そして，妊娠4ヵ月目に入った段階で薬を再開するのです。また休止期間中も頓服としてquetiapineを処方して，症状がつらい時は飲むように説明します。

周産期の統合失調症の方で，気をつけなくてはならないのは，むしろ産後かもしれません。これはドパミン過感受性のところで説明したように，出産後，体調も万全ではない中で赤ちゃんの世話をしなくてはいけ

ないなど，ストレス要因が増えることが挙げられます。親戚に赤ちゃんのお披露目もしなくてはいけない。予防注射や保健師の訪問，役所に行ってのいろいろな手続きもあります。赤ちゃん用の生活用品の買い物なども増えます。本人が処理しなくてはいけない生活課題がものすごく増えてしまうのです。それから，睡眠が十分規則的に取れなくなります。赤ちゃんは最初は睡眠が細切れで，夜も泣いて乳やオムツ替えを求めますから，夜中に起きて赤ちゃんの世話をしなくてはいけなくなり，十分な時間の睡眠が取れません。このようなもろもろの負荷が急激に増えて，産後は症状を悪化させやすいのです。

　家族の協力を取りつけたり，家事支援のヘルパーを依頼したり，場合によっては乳児院などの一時預りを利用したり，医療福祉・保健の地域連携を円滑につなげて，継続的にケアすることが必要となります。

　最近は，産婦人科から退院した産褥婦が利用する“産後ケア施設”が話題になっています。これは，医療保険を使えず，一泊2万円〜3万円とかなりお金がかかりますから，経済的な余裕がないと利用が難しいのですが，市町村自治体によってはさまざまな助成制度を設けているところもあります。住民票のある市民であれば補助が出る等ですが，まったくそのような制度がないところもありますので，住んでいる場所によって利用できるかどうか確認してみてください。

　それから，母乳と服薬の問題があります。現在の日本の添付文書では，抗精神病薬に限らずどの薬も「授乳中は薬を飲んではいけない」と一律に書かれています。ですが，薬学的には，多くの向精神薬ではさほど児への問題はないと言われています。母乳中に含まれるのは，定型薬で母体の3%以下，非定型薬の場合は5%以下くらいであって，ほとんど副作用が出るような量ではないと言われています。

　ただし，clozapine に関しては，児への副作用のデータがあります。Clozapine を飲んでいるお母さんの母乳で育てられている赤ちゃんの場合は，鎮静がかかってしまったり，けいれんも起こしたりすることが報

告されています。Clozapine は薬理作用からみても授乳を避けたほうが望ましいでしょう。このあたりの情報は常に更新されていますので，医薬品情報を注意して見ておく必要があります。

 ## 妊娠前から準備を整える

　統合失調症の方の妊娠・出産を支えていくためには，妊娠前からその準備をすることが最も大切な視点です（図5-3）[49]。妊娠前に，妊娠・出産についての相談の機会を設けていくことです。統合失調症の妊婦の方は，望まない妊娠や偶発的な妊娠という計画外妊娠が多いとも言われます。

　外来では，結婚適齢期の独身の統合失調症の女性の方や，パートナーと結婚を考えている女性の患者さんがいたら，必ず妊娠に関して時間をとって説明することにしています。

　病院に「妊娠と薬外来」が設けられていたり，近くにそのような医療機関がある場合は，ここに依頼して薬について詳しく説明してもらう方法があります。条件が合う受療環境が得られるのでしたら利用を勧めてみましょう。

　妊娠した場合の服薬継続に関しては，多くの方から薬をやめたいと言われますが，統合失調症の病態から継続を要することが多く，中断すると安定した妊娠を維持できなくなるおそれもありますので，原則は使用継続を勧めます。一時休止を選択する場合も，薬剤の漸減方法や環境調整計画，早期警告サインの把握方法をしっかり定めて，クライシスプランを立て，関わる人たちと共有したうえで一時休止を行います。

　もちろん薬の継続を選択する場合は，血中プロラクチンの継続的な測定や糖尿病のリスクをチェックしていくこと等，血液学的なモニタリングを行っていくのは必須です。

　挙児（子どもを産むこと）を希望する，あるいは妊娠した統合失調症

妊娠する前に	・妊娠・出産について相談を設ける（統合失調症妊婦の50%が望まない妊娠，偶発的妊娠：外国データ） ・薬剤中断と継続のリスクを検討 ・薬剤の投与量が非常に少量で数年で症状が回復するレベルであれば中断を検討するが，多くは継続を要する

中断を選択した場合	継続を選択した場合
・薬剤漸減 ・環境調整 ・早期警告サイン* ・クライシスプラン*	・血中プロラクチン測定 　高値の場合は，薬剤変更 ・Ⅱ型糖尿病のハイリスクがある場合は，非定型薬への変更は避ける

＊は筆者による追加

図5-3　妊娠前から準備を整える[49]

の女性をどのように医療で支えるかという課題は，抗精神病薬の減薬，休止法，クライシスプランの立て方，多職種による医療・福祉・保健間の連携システム等，統合失調症治療における今日的なテーマの集大成といって過言ではなく，さまざまな研究知見や臨床経験の集積が求められる応用問題でもあります。

　統合失調症の方に限らず，精神症状を持っている方の妊娠・出産をサポートすることも含めて，精神科治療全体の底上げ，精緻化につながると考え，関わっていきたいと考えています。

あ　と　が　き

　本書では，統合失調症の当事者や家族の方と共有できるような基本的な話から，これからのまだまだ課題をたくさん含んだ統合失調症の方の妊娠・出産をどのように支えるかという答えの見えないテーマまで取り上げました。一貫して意識したのは，いかに統合失調症の方たちにわかりやすく情報を提供し，共同意思決定を行い，多職種の方とも共通の認識を持って，統合失調症の方を支援していくかという視点です。

　今回取り上げたテーマは，これからさまざまな新しい情報によって書き換えられ，答えが与えられていくものだと思います。統合失調症の病気としての概念や病態についても，分子生物学的，認知科学・画像分析の発展によって今後大きく様変わりしてくるかもしれません。

　しかし，現時点で，病を得て，『どうなってしまうのだろう，どうしたらいいのだろう』と途方に暮れている統合失調症の方やその家族，患者さんの周りの人たち，そして支援者の方々が，今ここで起きている困難に対し，把握可能感と対処可能感を少しでも持っていただけたら筆者として何よりうれしいです。

2017 年 9 月　渡邉博幸

【謝　辞】

　私が，統合失調症の治療に向き合い，大学の教員として，また臨床医として働き，日々感じること，悩むことを，多くの人達と一緒に考えたり，解決策を模索できるのは，たくさんの先輩，後輩，多職種の同僚，患者さんやご家族のおかげです。とくに，若く意欲的な医師や医学生に対する教育・実習指導の役割を与えていただき，学術的な方向性をご指導いただいた千葉大学大学院精神医学教授・伊豫雅臣先生に深く感謝申し上げます。伊豫教授の元でなければ，このような学びの機会は得られなかったと思います。

　最後に，この本の企画を後押ししていただき，辛抱強く待ち続けていただいた星和書店社長の石澤雄司様と，私の遅筆と優柔不断さ故に多大なお骨折りと編集のお手間をお掛けした同書店の太田正稔様と多くの関係者の皆様へ，心よりお礼を申し上げます。

文　献

【第1章】

1) 岩崎弥生，渡邉博幸：新体系看護学全書精神看護学②：精神障害をもつ人の看護．メヂカルフレンド社，東京，2016．

2) 堀正二，菅野健太郎，門脇孝ほか：治療薬ハンドブック2010．じほう，東京，2010．

3) 渡邊衡一郎，岸本泰士郎，竹内啓善：非定型抗精神病薬の登場によって統合失調症治療の副作用に対する考え方がどう変化したか？．臨床精神薬理，11（1）；29-41,2008．

4) Leucht, S., Cipriani, A., Spineli, L. et al.: Comparative efficacy and tolerability of 15 antipsychotic drugs in schizophrenia: A multiple-treatments meta-analysis. Lancet, 382; 951-962, 2013.

5) Allison, D.B., Mentore, J.L., Heo, M. et al.: Antipsychotic-induced weight gain: A comprehensive research synthesis. Am. J. Psychiatry, 156; 1686-1696, 1999.

6) Nasrallah, H: A review of the effect of atypical antipsychotics on weight. Psychoneuroendocrinology, 28[suppl 1]; 83-96, 2003.

7) Meyer, J.M.: Effects of atypical antipsychotics on weight and serum lipid levels. J. Clin. Psychiatry, 62; 27-34, 2001.

8) McQuade, R.D., Stock, E., Marcus, R.: A comparison of weight change during treatment with olanzapine or aripiprazolee: Results from a randomized, double-blind study. J. Clin. Psychiatry, 65[suppl 18]; 47-56, 2004.

9) 伊藤順一郎，NPO法人地域精神保健福祉機構：統合失調症の人の気持ちがわかる本．講談社，東京，2009．

【第2章】

10) Robinson, D., Woerner, M.G., Alvir, J.M. et al.: Predictors of relapse following response from a first episode of schizophrenia or schizoaffective disorder. Arch. Gen. Psychiatry, 56; 241-247, 1999.

11) Thornicroft, G., Farrelly, S., Szmukler, G.: Clinical outcomes of Joint Crisis Plans to reduce compulsory treatment for people with psychosis: A randomised controlled trial. Lancet, 381; 1634-1641, 2013.

12) Schennach, R., Obermeier, M., Meyer, S. et al.: Predictors of relapse in the year after hospital discharge among patients with schizophrenia. Psychiatr. Serv., 63; 87-90, 2012.

13) Guo, X., Zhai, J., Liu, Z. et al.: Effect of antipsychotic medication alone vs combined with psychosocial intervention on outcomes of early-stage schizophrenia: A randomized, 1-year study. Arch. Gen. Psychiatry, 67; 895-904, 2010.

14) Gleeson, J.F., Rawlings, D., Jackson, H.J. et al.: Early warning signs of relapse following a first episode of psychosis. Schizophr. Res., 80(1); 107-111, 2005.

15) Herz, M.I., Melville, C.: Relapse in schizophrenia. Am. J. Psychiatry, 137; 801-805, 1980.

16) Birchwood, M., Smith, J., Macmillan, F. et al.: Predicting relapse in schizophrenia:

The development and implementation of an early signs monitoring system using patients and families as observers, a preliminary investigation. Psychological Medicine, 19; 649-656, 1989.

17) Jørgensen, P.: Early signs of psychotic relapse in schizophrenia. British Journal of Psychiatry, 172; 327-330, 1998.

18) Docherty, J.P., Van Kammen, D.P., Siris, S.G. et al.: Stages of onset of schizophrenic psychosis. American Journal of Psychiatry, 124; 420-426, 1978.

19) Španiel, F., Vohlídka, P., Jan Hrdlička, J. et al.: ITAREPS: Information Technology Aided Relapse Prevention Programme in Schizophrenia. Schizophrenia Research, 98; 312-317, 2008.

20) Seikkula, J., Olson, M.E.: The open dialogue approach to acute psychosis: Its poetics and micropolitics. Fam. Process, 42; 403-418, 2003.

21) Komatsu, H., Sekine, Y., Okamura, N. et al.: Effectiveness of information technology aided relapse prevention programme in schizophrenia excluding the effect of user adherence: A randomized controlled trial. Schizophr. Res., 150; 240-244, 2013.

22) Schooler, N.R.: Maintenance medication for schizophrenia: Strategies for dose reduction. Schizophr. Bull., 17; 311–324, 1991.

23) Marder, S.R., Vanputten, T., Mintz, J. et al.: Costs and benefits of 2 doses of fluphenazine. Archives of General Psychiatry, 41; 1025-1029, 1984.

24) Herz, M.I., Lamberti, J.S., Mintz, J. et al.: A program for relapse prevention in schizophrenia: A controlled study. Arch. Gen. Psychiatry, 57; 277-283, 2000.

【第3章】

25) 稲垣中, 稲垣俊也：向精神薬の等価換算：第18回2006年版向精神薬等価換算. 臨床精神薬理, 9 (7)；1443-1447, 2006.

26) 稲垣中, 稲垣俊也：向精神薬の等価換算：第22回持続性注射剤の等価換算. 臨床精神薬理, 13 (7)；1349-1353, 2006.

27) 稲垣中, 稲垣俊也：向精神薬の等価換算：第23回新規抗精神病薬の等価換算. 臨床精神薬理, 15 (3)；397-404, 2012.

28) 吉尾隆：抗精神病薬の多剤併用大量処方の実態：精神科臨床薬学研究会 (PCP 研究会) 処方実態調査から. 精神神経学雑誌, 114; 690-695, 2012.

29) 奥村泰之, 野田寿恵, 伊藤弘人：日本全国の統合失調症患者への抗精神病薬の処方パターン：ナショナルデータベースの活用. 臨床精神薬理, 16(8); 1201-1215, 2013.

30) Ray, W.A., Cecilia, P., Chung, M.D. et al.: Atypical antipsychotic drugs and the risk of sudden cardiac death. N. Engl. J. Med., 360; 225-235, 2009.

31) 小川一夫：統合失調症における身体疾患有病率と死亡率の上昇. 精神科治療学, 29; 147-152, 2014.

32) Reilly, J.G., Ayis, S.A., Ferrier, I.N., et al.: QT interval abnormalities and psychotropic drug therapy in psychiatric patients. Lancet, 355; 1048-1052, 2000.

33) Allenet, B., Schmidlin, S., Genty, C., et al.: Antipsychotic drugs and risk of pulmonary embolism. Pharmacoepidemiol. Drug Saf., 21; 42-48, 2012.

34) Parker, C., Coupland, C., Hippisley-Cox, J.: Antipsychotic drugs and risk of venous thromboembolism: Nested case-control study. BMJ, 341; c4245, 2010.

35) De Hert, M., Schreurs, V., Vancampfort, D.: Metabolic syndrome in people with schizophrenia: A review. World Psychiatry, 8; 15–22, 2009.

36) American Psychiatric Association: Choosing wisely: Five things physicians and patients should question. 2013. (http://www.choosingwisely.org/doctor-patient-lists/american-psychiatric-association/)

37) 渡邉博幸：統合失調症薬物療法の適正化に関する3つの提言，臨床精神薬理，17：1343-1352, 2014.

38) 診療報酬点数表Web：平成26年度診療報酬点数表, 2014. (http://2014.mfeesw.net/)

39) 助川鶴平：抗精神病薬の減量単純化のための減量速度一覧表の作成．臨床精神薬理，14; 511-515, 2011.

40) 岩田仲生：SCAP法による抗精神病薬減量支援シート．平成22－24年度厚生労働科学研究費補助金「抗精神病薬の多剤大量処方の安全で効果的な是正に関する臨床研究」．2014.

41) Iyo, M., Tadokoro, S., Kanahara, N. et al.: Optimal extent of dopamine D2 receptor occupancy by antipsychotics for treatment of dopamine supersensitivity psychosis and late-onset psychosis. J. Clin. Psychopharmacol., 33; 398-404, 2013.

【第4章】

42) 厚生労働省：薬事工業生産動態統計年報．(http://www.mhlw.go.jp/toukei/list/105-1c.html)

43) 医薬品医療機器総合機構：平成26事業年度業務報告（案）健康被害救済部関係部分抜粋．(https://www.pmda.go.jp/files/000206487.pdf)

44) 厚生省薬務局：21世紀の医薬品のあり方に関する懇談会報告．薬事日報社，東京，1994.

45) 渡邉博幸：抗精神病薬の適正使用に関する留意点．精神科治療学増刊号，31; 139-142, 2016.

【第5章】

46) Vigod, S.N., Seeman, M.V., Ray, J.G. et al.: Temporal trends in general and age-specific fertility rates among women with schizophrenia (1996–2009): A population-based study in Ontario, Canada. Schizophr. Res., 139; 169–175, 2012.

47) 安藤記子，岩満優美：精神疾患の遺伝カウンセリング．精神科治療学，24; 531-537, 2009.

48) Toh, S., Li, Q., Cheetham, T.C., et al.: Prevalence and trends in the use of antipsychotic medications during pregnancy in the U.S., 2001-2007: A population-based study of 585,615 deliveries. Archives of Women's Mental Health, 16; 149-157, 2013.

49) Robinson, G.E.: Treatment of schizophrenia in pregnancy and postpartum. The Canadian Journal of Clinical Pharmacology, 19（3）; e380-386, 2012.

50) Newport, D.J., Calamaras, M.R., DeVane, C.L. et al.: Atypical antipsychotic administration during late pregnancy: Placental passage and obstetrical outcomes. Am. J. Psychiatry, 164(8); 1214-1220, 2007.

51) Weiden, P.J., Olfson, M.: Cost of relapse in schizophrenia. Schizophr. Bull., 21; 419-429, 1995.

索　引

20％1ヵ月間増量　52
Card Sort Exercise　46, 50
Chlorpromazine（CP）換算量　55
CIPERS　48
Early Warning Signs　43
QTc延長　30
SCAP法　67, 68
Time Line Exercise　46, 50

あ行

安全性速報　93
意思決定支援ツール　iv, 1
陰性症状　1, 2, 34, 35
援助付き雇用　15
オープンダイアローグ　49

か行

賢い薬剤選択キャンペーン　63
過敏症症候群（DHIS）　89

環境調整　11
期限付き増量法　51
救済給付　86
巨大結腸症　26
緊急安全性情報　93
継続的モニタリング　63, 64
幻聴　2
抗コリン作用　26
抗コリン性離脱　69
抗精神病薬　7, 20

さ行

催奇形性　105
最適化　84, 85
再発予防　12
再発率　38
作業記憶　4
産後ケア施設　110
自覚的改善感　76
至適用量　54
就労支援　15
神経伝達物質　15
心電図異常　30
深部静脈血栓症　60

索引　119

錐体外路症状　25
スティーブジョンソン症候群　89
ストレスコーピング　42
ストレス要因　41
セルフモニタリング　49
早期警告サイン　42, 43, 46, 111
早期再燃サイン　45
増強療法　20
総出生率（GFR）　98

た行

体重増加　30, 31
体重変化予測　30, 31
第二世代抗精神病薬　19, 25
多剤大量処方　57
遅発性ジスキネジア　71
中毒性表皮壊死融解症（TEN）　89
治療の最適化　v
鎮静　30
定型抗精神病薬　57
適正化　84, 85
適正使用　v
適正使用サイクル　95
適正方法　94
適正目的　93
等価換算　54
等価換算値　54, 55
等価換算表　55
統合失調症者の出産　98
独立行政法人医薬品医療機器総合機構
　　（PMDA）　86
ドパミン　15
ドパミン過感受性　41, 69, 70, 71

ドパミン仮説　15

な行

妊娠と薬外来　111
認知機能の障害　1, 2

は行

肺塞栓症　60
被害妄想　2
非定型抗精神病薬　57, 104
皮膚粘膜眼症候群（SJS）　89
病期　22
標準化死亡比　59
標的症状　22
副作用　22, 23, 24
副作用のプロフィール　23
服薬アドヒアランス　39
服薬継続下「再発」　40
服薬継続下での再発　41
プロラクチン　24, 29, 97
包括型地域生活支援（ACT）　15

ま行

メタボリックシンドローム　30
妄想　2

や行

薬物療法　11
陽性症状　1, 2

ら行

離脱症状　69
リバウンドアカシジア　70
リハビリテーション　11

わ行

ワーキングメモリ　4

●著者紹介

渡邉博幸 (わたなべ ひろゆき)

1992年3月に千葉大学医学部卒業後，同大学医学部附属病院の精神神経科に入局。1998年3月千葉大学大学院修了，学位取得後，同年4月より同大学精神神経科助手となり，同講師を経て，2009年1月より，国保旭中央病院地域精神医療推進部長。2011年4月，千葉大学大学院医学研究院精神医学准教授。2013年10月，千葉大学社会精神保健教育研究センター特任教授。2016年4月より，特定医療法人学而会木村病院院長／同センター特任教授併任し，現在に至る。主な研究・実践テーマは，臨床精神薬理学，多職種連携協働モデル等。

統合失調症治療イラストレイテッド

2017年12月7日　初版第1刷発行

著　　者　渡邉博幸
発　行　者　石澤雄司
発　行　所　株式会社 **星和書店**
　　　　　　〒168-0074　東京都杉並区上高井戸1-2-5
　　　　　　電話　03（3329）0031（営業部）／03（3329）0033（編集部）
　　　　　　FAX　03（5374）7186（営業部）／03（5374）7185（編集部）
　　　　　　URL　http://www.seiwa-pb.co.jp
印刷・製本　中央精版印刷株式会社

ⓒ 2017 渡邉博幸／星和書店　　　　　　ISBN978-4-7911-0970-8
Printed in Japan

- 本書に掲載する著作物の複製権・翻訳権・上映権・譲渡権・公衆送信権（送信可能化権を含む）は (株)星和書店が保有します。
- **JCOPY** 〈(社)出版者著作権管理機構 委託出版物〉
  本書の無断複写は著作権法上での例外を除き禁じられています。複写される場合は，そのつど事前に (社)出版者著作権管理機構（電話03-3513-6969，FAX 03-3513-6979，e-mail：info@jcopy.or.jp）の許諾を得てください。

過感受性精神病
治療抵抗性統合失調症の治療・予防法の追求

伊豫雅臣，中込和幸 監修

A5判　92p　定価：本体1,800円＋税

精神科医の戦略＆戦術ノート
精神科救急病棟で学んだこと

白鳥裕貴 著

四六判　292p　定価：本体2,500円＋税

改訂新版
精神科の専門家をめざす

福田正人 編著

四六判　328p　定価：本体2,800円＋税

不安や心配を克服するためのプログラム
患者さん用ワークブック

ミッシェル・G・クラスケ，デイビッド・H・バーロウ 著
伊豫 雅臣 監訳
沖田麻優子 訳

B5判　188p　定価：本体2,400円＋税

発行：星和書店　http://www.seiwa-pb.co.jp